Dr. med. Henry Johannes Greten

Heilen mit der Intelligenz des Körpers

Dr. med. Henry Johannes Greten

Heilen mit der Intelligenz des Körpers

Das Beste aus chinesischer Heilkunst und westlicher Medizin

LUDWIG

Cradle to Cradle Certified® ist eine eingetragene Marke des Cradle to Cradle Products Innovation Institute.

MIX
Papier aus verantwortungsvollen Quellen
FSC® C014496

Penguin Random House Verlagsgruppe FSC® N001967

Originalausgabe 06/2022

Neumarkter Straße 28, 81673 München
Redaktion: Sophie Dahmen
Umschlaggestaltung: Hauptmann & Kompanie Werbeagentur, Zürich,
unter Verwendung eines Motivs von
© Shutterstock/Efired und des Autorenfotos von
© Kay Blaschke/Penguin Random House Verlagsgruppe
Satz: Leingärtner, Nabburg
Druck und Bindung: GGP Media GmbH, Pößneck
Printed in Germany
ISBN: 978-3-453-28104-2

www.Ludwig-Verlag.de

Inhalt

Das Beste aus zwei Welten

Was macht eigentlich einen guten Arzt aus? Diese Frage kann man unendlich lang, aber auch sehr kurz beantworten: Ein guter Arzt ist einer, der hilft. Es ist der Erfolg, der ihn ausmacht.

Er hilft bei dem Prozess, den wir allgemein als Heilung betrachten. Als Ärzte sollten wir uns aber hin und wieder eingestehen, dass wir bei diesem Vorgang tatsächlich nur die Rolle eines Helfers spielen. Im Grunde sagt es schon der Volksmund: Eine Grippe dauert ohne Arzt eine Woche und mit Arzt sieben Tage. Die meisten Krankheiten heilt die Natur also selbst am besten. Daher ist dieses Buch den beinahe grenzenlosen Möglichkeiten der Selbstheilungskräfte gewidmet. Diese ungeahnt großen Kräfte zu befreien, zu stärken und für den Vorgang der Heilung nutzbar zu machen – das ist das Ziel eines guten Arztes.

Das Bild des Arztes wird häufig durch unrealistische Erwartungen und sogar Träume der Patienten geprägt – und wer möchte ihn nicht haben, den Professor Brinkmann aus der Schwarzwaldklinik, der jeden Tag kleine Wunder vollbringt, in jeder Situation unfehlbar richtig handelt und außer seiner Pflichttreue vor allem keine Eitelkeiten kennt, von jedem geachtet und respektiert wird und allen Dramen des Lebens gewachsen ist.

Von diesem Mythos des perfekten Arztes, der für alle Patienten gleich gut geeignet ist, sollten wir Abschied nehmen – aber dennoch die Eigenschaften benennen, die gerade in der heutigen Zeit einen guten Arzt ausmachen. Dabei geht es vor allem um die Bedürfnisse der Patienten. In einer Zeit, in der alles computerisiert, standardisiert und abrechenbar gemacht wird, sehnen sich die Menschen naturgemäß danach, wieder als Mensch wahrgenommen zu werden. Der gute Arzt behandelt also nach dem, was der individuelle Patient braucht, weil er sein Gegenüber erkennt und sich – so gut er kann und trotz aller Zwänge des Alltags – bemüht, das Individuum zu respektieren, die besonderen Stärken seines Gegenübers zu erkennen und es anzuregen, diese Stärken für den eigenen Heilungsprozess zu nutzen.

Doch der heute geforderte sparsame Umgang mit Zeit und Geld kommt einer individuellen Behandlung natürlich nicht entgegen. Gerade die »guten« Ärzte, die es verstehen, Symptome zu bessern, haben oft zu wenig Zeit für ihre Patienten, weil ihre Praxen überlaufen sind. Dabei würden viele Menschen sagen, dass genau der Arzt, der sich Zeit nimmt, gut ist. Man sieht schon an diesem Dilemma, dass es nicht leicht ist, einen guten Arzt zu finden.

Sehen wir uns noch einmal die Situation der Menschen an, die keine ganz einfache Erkrankung haben, deren Symptome nicht einfach so ausheilen. Dabei denke ich insbesondere an chronische Erkrankungen, also an Menschen, die immer wieder Rückenschmerzen, Allergien oder Verdauungsstörungen haben. Es ist offensichtlich, dass Krankheitsauslöser auf sie anders wirken als auf 90 Prozent der Menschen um sie herum, die den Krankheitsauslöser einfach abschütteln wie ein Hund das Regenwasser. Sie reagieren auf ihre eigene, leider problematische Weise auf die gesundheitlichen Herausforderungen des Lebens, und das ist der Grund, warum sie einen Prozess der Heilung anstreben. Und wir müssen uns dabei klar werden, was Heilung wirklich bedeutet: Heilung heißt neben der Gesundwerdung auch Ganzwerdung. Es ist nicht verwunderlich, dass diese Patienten häufig das Gefühl oder den Gedanken entwickeln, dass etwas mit ihnen nicht stimmt und der Zustand der Heilung im Sinne dieses Ganzwerdens noch nicht erreicht ist. Etwas fehlt also, und es kann ungeheuer schwer sein, herauszufinden, was es genau ist. Daher macht es keinen Sinn, nur die Krankheitsauslöser zu behandeln, sondern hier muss auch der Mensch behandelt werden, der auf diese Auslöser reagiert. Es muss eine Behandlung gefunden werden, die den einzelnen Patienten in seiner Konstitution, seinem Reaktions- und Bautyp erfasst und stärkt.

Es geht also um die Stärkung der körpereigenen Mechanismen, die Selbstheilungskräfte. Wenn diese Kräfte nicht funktionieren, nicht ausreichen oder falsch verteilt und »im Ungleichgewicht« sind, dann kommen die Symptome eben immer wieder oder werden »chronisch«.

Hier nun kommt die Chinesische Medizin ins Spiel. Sie beruht nämlich auf einer Beobachtung, die mit dem Begriff der Heilung unmittelbar zu tun hat. In der Erkrankung ist etwas nicht ganz, nicht ausgeglichen, es fehlt etwas, etwas ist im Vergleich zu den anderen Eigenschaften zu wenig ausgeprägt. Im chinesischen Denken ist die Persönlichkeit ein Leben lang in Bewegung. Denn das ganze Leben ist ein fortlaufender Prozess der Entwicklung und inneren Bewegung, der mit dem Zyklus der Wandlungsphasen zu tun hat – und Störungen in diesem Ablauf können in jedem Stadium des Lebens auftreten.

Im besten Falle behandelt man also nicht eine »Krankheit«, sondern eben den Menschen. Dies zu unterscheiden, ist eine Grundqualität des Arztes in der heutigen Gesellschaft, in der die Krankheitsauslöser eher zunehmen, in der Medikamente über längere Zeit gegeben werden als früher, in der Menschen älter und damit gebrechlicher werden und länger an den Krankheitsauslösern leiden und ihre persönliche Architektur, ihre Bauweise, also ihre Konstitution eine immer bedeutsamere Rolle spielt. Man muss die Symptome eben als Ausdruck des Ganzen sehen, als das Ergebnis des Wechselspiels zwischen dem Angreifer und dem Angegriffenen, dem Krankheitsauslöser und dem Individuum.

Aber es hängt nicht nur vom »Bautyp«, also von der Architektur des Menschen ab, wie, wann und in welcher Weise er erkrankt. Natürlich gibt es Menschen, die schwache Atemwege und Abwehrkräfte haben, oder Menschen, die schneller Gelenkschmerzen bekommen als andere. Aber übersehen wir dabei nicht etwas Wesentliches? Wo bleiben die Emotionen bei dieser Betrachtung? Erkranken wir auf verschiedene Weisen, weil wir als Teil einer menschlichen Gemeinschaft ganz unterschiedlich emotional reagieren?

Es geht also um die psychische Seite der Therapie – und eine Besonderheit der Chinesischen Medizin liegt ja darin, dass sie auch den Körper in die Psyche einschließt. Man kann erkennen, dass im Körpergefühl eine besondere innere Klugheit wirkt, die Intelligenz des Körpers. Weil alle Symptome des Menschen in der Chinesischen Medizin auch eine emotionale Bedeutung haben, deshalb sind die Symptome Botschafter aus dem Reich des Unterbewussten, die der Vernunftintelligenz, dem »Geist« eines Menschen, etwas über seinen Leib-Seele-Apparat mitteilen können. Dafür aber muss man einen Zugang zu ihnen bekommen, und es gibt eine Reihe hilfreicher Methoden, diese Grenzen des Unterbewussten aufzuheben. Dazu gehören natürlich die Methoden der westlichen Psychotherapie, beispielsweise die Psychoanalyse, die Verhaltenstherapie, die Familientherapie und die Körpertherapien – aber auch das zentrale und uralte Denken der klassischen Chinesischen Medizin, deren Methoden momentan von den modernen Neurowissenschaften und Verhaltenswissenschaften bestätigt werden.

Im Großen und Ganzen werden Menschen also nicht nur deshalb krank, weil sie ihren Körper nicht richtig behandeln oder Angriffen von Klima, Viren und Überarbeitung ausgesetzt sind, sondern auch, weil sie in Bindungsmustern und den dadurch ausgelösten Emotionen gefangen sind. Wie wir sehen werden, kommen diese aus der Tiefe des Unterbewusstseins, und deshalb kennen wir die Eigenschaften dieser Bindungsmuster und Emotionen häufig nicht näher und verstehen nicht immer, warum wir in einer bestimmten Weise emotional reagieren: Warum wird man krank, wenn man die Schwiegermutter sieht? Warum gibt es ganz bestimmte Kollegen, die man nicht riechen kann?

Das Verständnis des eigenen Körpers, der eigenen Person und der Lebensbeziehungen bezeichnen wir als das Selbstkonzept eines Menschen. Wir müssen es ein Leben lang erweitern. Denn wer mit seinem Körper richtig umgeht, seine Emotionen kennt und sie für einen lösungsorientierten Wandel einsetzt, wer seine Art, in Bindungen zu leben, immer weiterentwickelt, der bleibt auch lange gesund. Hat man aber ein falsches Selbstkonzept, so entwickelt man auch körperliche Symptome.

Auf den ersten Blick mag das vereinfachend wirken. Auf der anderen Seite aber gibt eine solche Grundannahme dem Arzt beim Heilungsprozess klare Anhaltspunkte dafür, ob er mit seiner Einschätzung des körperlichen und emotionalen Lebens des Patienten einigermaßen richtig liegt, ob seine Arbeitshypothesen richtig sind. Ist es die falsche Lebensweise für diesen Körper? Stecken alte Emotionen in blockierten (Un-)Gleichgewichten? Gibt es schädliche Automatismen in den Bindungsmustern, im menschlichen Miteinander? In letzterem Fall ist es wahrscheinlich, dass die Patienten eine bestimmte Konstellation der zwischenmenschlichen Verhältnisse immer wieder als schmerzhaft oder ärgerlich erleben. Daraus bilden sich bestimmte Glaubenssätze, wie etwa: »Nie bekomme ich, was ich brauche«, »Immer gerate ich an den falschen Mann« oder »im Grunde misstraue ich den Menschen«. Das wiederum könnte etwas mit ihrer Umgebung zu tun haben, aber auch mit dem jeweiligen Persönlichkeitstyp. Deshalb ist es so wichtig zu unterscheiden, ob es an den anderen Menschen und ihren Verhaltensmustern liegt oder an unserem eigenen Persönlichkeitstyp, den wir besser kennen und annehmen müssen, damit er sich verändern kann.

Ob man seinen Zustand nun durch Nahrungsmittel, körperliche Übungen oder eine Selbstbehandlung mit den eigenen Händen oder Massagegeräten zu verbessern lernt – alle diese Therapien haben etwas gemein: Es geht darum, dass man selbst eine Wirkung erzeugt.

Ein guter Arzt, und das muss man hier besonders betonen, wird immer versuchen, die Eigenkompetenz des Patienten zu stärken. So lernt der Patient, sich selbst besser zu verstehen und zu behandeln, und diese Erkenntnis führt dazu, dass er eine neue Rolle erlernt. Das funktioniert vor allem dann, wenn die Patienten selber eine aktive Rolle einnehmen wollen. Die Mehrheit der Patienten wünscht sich schließlich, dass sie nicht nur be-handelt wird, sondern auch selbst handeln. Das ist nicht nur im Rahmen der Prävention möglich, etwa durch gesunde Ernährung, durch Bewegung oder durch eine gesunde Lebensführung überhaupt, sondern auch durch eine Stärkung der Eigenkompetenz der Patienten, indem man ihnen etwa Tools zum Selbstmanagement an die Hand gibt, mit denen sie kritische Situationen entschärfen können. Dazu können Gesundheitsübungen der Chinesischen Medizin ebenso gehören wie die Selbstbehandlung von Rückenschmerzen oder auch das Vermeiden bestimmter Konfliktmuster.

Am Ende eines solchen Prozesses geht der Patient kompetenter mit seinem Leben, seinem Körper und seinen Beziehungen um – und das ist etwas Großartiges!

Ganz besonders kommt es mir dabei darauf an, dass der handelnde Patient auch ein anderes Verhältnis zum Arzt entwickelt. Bisher haben wir nur davon gesprochen, was der Arzt machen und wie er sich verhalten muss. Wenn die Patienten selbst handeln können, bedeutet das aber auch, dass sie sich der Spritze, der Allmacht des Arztes, dem Apparat eines Krankenhauses oder der Chemotherapie gegenüber nicht mehr so ausgeliefert oder hilflos fühlen müssen. Und das hat letztlich mit ihrer Würde zu tun.

Damit ist zuerst einmal ein Zustand gemeint, in dem keine fundamentale Herabwürdigung des Menschen besteht. Für mich hört es an diesem Punkt aber nicht auf: Menschenwürde ist viel mehr als nur die Vermeidung von Herabwürdigung. Für mich hat Würde damit zu tun, dass jeder Mensch in sich eine Art

Innenraum besitzt und empfindet, einen Bereich, in dem niemand die Wahrnehmung des Selbst stören darf, sozusagen einen inneren Schutzbereich.

Genau in diesem Sinne verändert sich in unserer Gesellschaft gerade die Rolle der Patienten. Dabei spielt auch das Internet eine Rolle. Es stellt dem Patienten alle erdenklichen Informationen über Erkrankungen, die er hat, zur Verfügung – aber leider auch über solche, die er nicht hat. Ich bin mir daher nicht sicher, ob Doktor Google wirklich so segensreich ist und ob dies alles immer der Selbstbestimmung dient. Denn ich sehe viele Patienten, die bereits mit einem durch das Internet geprägten Vorwissen über ihre Erkrankung kommen und danach geradezu unbelehrbar den einmal von Doktor Google übernommenen Glauben verteidigen. Dabei kommt es häufig zu schweren Fehleinschätzungen, denn kein Computer kann die kundige Diagnose und die Bewertung von Symptomen, der Konstitution und der gesamten Persönlichkeit des Patienten übernehmen. Dafür braucht es Menschen. Ich verstehe aber, dass dies alles geschieht, damit man sich dem Arzt nicht länger ausliefern muss, und im Bestreben, sich unabhängig zu machen und nicht entwerten zu lassen. Denn das müssen wir Ärzte im Grunde zugeben: Der Patient ist uns in gewisser Hinsicht ausgeliefert.

Umso wichtiger ist es, dass sich Arzt und Patient auf Augenhöhe, also in einer annähernden Gleichwertigkeit, begegnen und so die Würde beider gefestigt wird. Das geschieht, indem der Arzt die wesentlichen Entscheidungen verständlich begründet, zu denen der Patient dann freiwillig zustimmt. Und es gelingt auch dann, wenn der Arzt – vor allem bei ernsten Erkrankungen wie Krebs oder chronischen Leiden wie Rheuma – dem Patienten zugesteht, sich eine zweite oder sogar dritte Meinung einzuholen. Im Kontakt auf Augenhöhe liegt ein großer Segen, denn er ermöglicht eine echte, authentische Beziehung zu einem anderen Menschen, die an sich schon einen heilenden Wert hat.

Der amerikanische Psychologe Dr. Carl Rogers hat diese Erkenntnis in besonderer Weise gefördert und vertreten. In einer Untersuchung verglich er die Psychotherapie der damals vorherrschenden Psychoanalyse mit einfachen Gesprächen durch ehrlich bemühte Erstsemester der Medizin. Vielleicht können Sie sich denken, was dabei herauskam: Die Studenten waren häufig sogar die besseren Therapeuten! Er führte das darauf zurück, dass sie nicht »professionell« oder in der Fachsprache der Psychotherapeuten mit dem Patienten kommunizierten. Es waren die Ehrlichkeit ihrer Bemühung, die Hingabe, mit der sie sprachen, und vielleicht auch, dass sie hier und da mal ein kritisches Wort verwendeten, was ein »normaler« Psychotherapeut nie getan hätte, die den Unterschied machten. Sich auf Augenhöhe zu begegnen, also ehrlich und unverfälscht, ist ein wichtiger Faktor der Heilung, auf den ein guter Arzt und seine Patienten nicht verzichten können. Um die Freiwilligkeit aufseiten des Patienten und des Arztes zu gewährleisten, geben Anstand, Menschlichkeit und Ehrlichkeit klare Grenzen vor.

In der Psychotherapie der Chinesischen Medizin gehen die Prinzipien von Freiwilligkeit, Autonomie, Authentizität und Wahrhaftigkeit sogar noch weiter. Freiwilligkeit auf beiden Seiten ist wichtig, damit die drei anderen Prinzipien gelebt werden können. Nur wenn Patient und Arzt gleichermaßen freiwillig bleiben, lässt sich ein Maximum an Autonomie erreichen. Sie lesen richtig: Auch der Arzt muss die Therapie verlassen können, denn nur so kann er unter gewissen Umständen echt, also authentisch, und im Sinne von Rogers ein Gesprächspartner auf Augenhöhe sein. Auf diese Weise bilden Arzt und Patient ein wirkliches Team und schmieden ein Arbeitsbündnis, aus dem sich echte und nicht nur professionell bedingte Hinwendung entwickelt.

Denn auch der Arzt ist ja kein Roboter, sondern ein Mensch mit einer Persönlichkeit, hat eine Lebensgeschichte sowie einen subjektiven Hintergrund der ärztlichen Ausbildung und verfolgt eine gewisse Philosophie. In der Chinesischen Medizin ist man sich darüber im Klaren, dass all dies für die Therapie entscheidend ist. Und auch die Wahrheitspflicht ist in diesem Zusammenhang wichtig, denn es gilt zwischen Arzt und Patient letztlich das, was nach dem ältesten Buch der Menschheit, dem *I Ging*, auch innerhalb von Familien gilt: Liebevolle Zuwendung und Strenge sind immer untrennbar, denn Liebe ohne Strenge funktioniert ebenso wenig wie Strenge ohne Liebe.

Diese Vertrauensbeziehung erleichtert auch die körperliche Interaktion zwischen Arzt und Patient, denn es ist wichtig, dass der Arzt den Patienten immer auch körperlich untersucht, ihn abtastet, anfasst. Das Abtasten des Patienten mit den Händen oder das Abhören mit dem Stethoskop sind fast immer sinnvoll: Eine tastende Hand kann die empfindliche Darmschlinge lokalisieren, die das Ultraschallbild noch als normal betrachtet. Und sie kann etwa im Muskelsystem mehr erkennen als das beste Kernspingerät, denn dieses kann nur die Form und Gestalt der Muskeln, aber nicht deren Spannung anzeigen. Eine manuelle Untersuchung gehört deshalb fast immer zur richtigen Deutung der Symptome und ist ein Zeichen eines guten Arztes.

All diesen Ansprüchen an einen guten Arzt versuchen wir in unserem Heidelberger Zentrum Genüge zu tun – und ich hoffe, dass uns das in den meisten Fällen auch gelingt. Mittlerweile haben bestimmt neunzigtausend Menschen Erfahrungen mit unserer Medizin, die das Beste aus zwei Welten vereint, gesammelt. Sie basiert auf vier praktischen Grundsätzen.

1) Die komplementären Verfahren kommen immer dann infrage, wenn die westliche Medizin das Problem nicht oder nur unzureichend löst oder wenn ihre Anwendung gefährlich oder mit Nebenwirkungen behaftet ist.
2) Die Chinesische Medizin und andere komplementäre Medizinmethoden richtig einzuschätzen, gelingt nur erfahrenen Ärzten dieses Faches und setzt eine intensive Diagnostik

sowohl nach der westlichen wie nach der Chinesischen Medizin voraus. Nur ein Diagnoseverfahren ist nicht ausreichend, man braucht immer zwingend zwei Diagnosen, damit man einerseits die westlichen Heilungsaussichten einschätzen und zum Beispiel das richtige Medikament wählen kann und andererseits die Abwägung treffen kann, ob eine Chinesische oder andere komplementäre Behandlung hier sinnvoller wäre.

3) Während der Behandlung muss der Patient auch weiterhin von einem Arzt beurteilt werden, der über Kenntnisse in beiden Heilsystemen verfügt, da beide Medizinformen auch zu Nebenwirkungen führen können. Bei einer Auswahl der Therapiemöglichkeiten aus beiden Medizinformen sind erfahrungsgemäß aber weit weniger Nebenwirkungen und Komplikationen zu erwarten.
4) Beide Medizinformen haben Grenzen – aber in Kombination erreichen sie diese weit weniger schnell.

Als Faustregel gilt: Die westliche Medizin bringt die Sicherheit in die Therapie, die Chinesische Medizin birgt zusätzliche Chancen. Nur die Kombination beider Heilmethoden erfüllt die Erwartungen an Sicherheit und Wirksamkeit.

Und diese Medizin der zwei Welten bringt noch einen weiteren Vorteil. Im Heidelberger Institut haben wir festgestellt, dass etwa ein Drittel der Patienten, selbst wenn sie als von einer Universitätsklinik schulmedizinisch abgeklärt galten, noch »westlich-schulmedizinisch« behandlungsbedürftige medizinische Probleme hatten. Dabei haben wir den Eindruck gewonnen, dass die chinesische Diagnostik Funktionsstörungen bereits in einem Stadium anzeigt, in dem noch keine oder erst wenige Laborwerte verändert sind. In vielen Fällen konnten wir aufgrund dieser Diagnose ergänzende Befunde mit Methoden der westlichen Medizin erheben, die entsprechende Organfunktionen sichtbar machen konnten. Ohne die ergänzenden Hinweiszeichen aus der Chinesischen Medizin hätten wir diese Untersuchungen aber nicht angestellt. Wir können also durch das Heranziehen der chinesischen Diagnostik in vielen Fällen Erkrankungen finden, die wir dann auch mit den westlichen Methoden bestätigen können. Das bringt ein wunderbares Plus an Sicherheit und ermöglicht neue Behandlungsoptionen, auf die man natürlich auf keinen Fall verzichten möchte.

Und wir können sagen, wo die Zwei-Welten-Medizin am besten wirkt.[1] Es sind:

- Gelenkschmerzen durch »Abnutzung«, etwa in Knie, Rücken, Schulter, Hüfte, Fußgelenken und Händen
- Atemwegserkrankungen wie Asthma oder chronisch-obstruktive Lungenerkrankungen
- Allergien
- Chronische Nasennebenhöhlenentzündungen
- Wiederkehrende Kopfschmerzen und Migräne
- Hauterkrankungen wie Akne, Psoriasis, also Schuppenflechte, und Neurodermitis
- Erkrankungen des Nervensystems wie Polyneuropathie, Demenz, Multiple Sklerose und Parkinson
- Beschwerden des Verdauungssystems wie Beschwerden im Oberbauch, Reizdarm, chronische Darmentzündungen und Nahrungsmittelunverträglichkeiten
- seelische Ungleichgewichte wie Ängste und Depressionen
- Folgen unserer stresserzeugenden Lebensform wie Burn-out und Bluthochdruck
- Nebenwirkungen der Krebstherapie wie Übelkeit, Fatigue, Mangel an weißen Blutzellen und Polyneuropathie
- Post-Covid-Syndrom
- Gelenkrheumatismus
- Herzinsuffizienz und funktionelle Herzbeschwerden

TEIL I:

Yin und Yang in der Theorie

Eine neue Medizin

In unserer Praxis in Heidelberg, in einem schönen, großen Raum, den wir Turmzimmer nennen, steht eine alte französische Kommode. Es ist ein großes, schweres Ding, und ich habe es aus einer Gegend in der Hochprovence mitgebracht, in die es mich seit meiner Kindheit immer wieder zieht.

Gerade stehe ich mit einer Patientin im Turmzimmer, nein, sie liegt auf der Behandlungsliege, und ich sitze neben ihr, habe eine Nadel in eine Leitbahn, einen »Meridian« ihres Körpers gepikt, und wir unterhalten uns. Sie hat zum ersten Mal den Weg in unser Heidelberger Institut für Chinesische Medizin gefunden, weil eine Bekannte meinte, bei ihren wiederkehrenden Rückenschmerzen könnten wir ihr vielleicht helfen.

Meine neue Patientin und ich, wir haben uns ein halbes Stündchen unterhalten, woher sie kommt, wer sie ist, was sie zu mir führt. Ich habe ihre Art auf mich wirken lassen, ihrer Stimme gelauscht, ihrem Klang, habe mir ihre Augen angeschaut, sie ihre Zunge rausstrecken lassen, ihren Gang und ihre Haltung betrachtet, ihre Schultern, ihre Stirn, ihren Körper abgetastet. Und mir also ein Bild gemacht, wie es jeder Mensch bei der ersten Begegnung tut. Allerdings genauer, tiefergehender, professioneller, unter Hinzunahme der diagnostischen Beobachtungen, die die Chinesische Medizin mir zur Verfügung stellt. Und als die Dame sich erhebt, ein, zwei Schritte geht, ihre Brauen hebt und erstaunt ausruft: »Ist ja schon besser!« – da schmunzle ich, weil ich mich immer wieder über diese wunderbare Wirksamkeit freue, die wir in unserem Institut meist nach der ersten Behandlung schon erkennen können.

Und dann fragt sie: »Wie haben Sie das gemacht?«

Wenn Patientinnen oder Patienten mir diese Frage stellen, deute ich gerne auf die alte französische Kommode und sage: »Sehen Sie die schöne Kommode da? Sie klemmt.« So ähnlich, wie wir Menschen manchmal blockiert sind. Man kann nun die Kommode auf verschiedene Art untersuchen, z. B. könnte man sie röntgen, oder eine Kernspin-Aufnahme von ihr machen oder irgendein anderes bildgebendes Verfahren anwenden, das uns einen Blick ins Innere erlaubt.

Dabei käme man zu keinem nennenswerten Befund, denn die Kommode sähe von außen wie von innen in Ordnung aus. Keine Fraktur, kein Bruch der Schublade oder sonstige Schädigungen der Struktur der Kommode. Das Bild von der Kommode wäre »ohne Befund«. Ein Orthopäde könnte nach Betrachtung des MRT-Bildes, also des Ergebnisses der Magnetresonanztomografie, sagen: Da ist nichts zu sehen.

Oder sogar: Da kann nichts sein, weil ich es mit den modernsten bildgebenden Verfahren unserer westlichen Medizin nicht diagnostizieren kann.

Der Kommode, sage ich zu meiner Patientin, geht es gewissermaßen wie Ihnen. Auf dem Bild vom MRT, das Sie von Ihrem Orthopäden mitgebracht haben, ist auch nichts Kaputtes zu sehen. Und bestimmt haben Sie, wie manche Patienten, diese Diagnose mit einem unangenehmen Unterton gestellt bekommen, vielleicht sogar mit dem unausgesprochenen Vorwurf: Sie bilden sich das wohl ein!

Die Dame nickt, sie verdreht sogar leicht die Augen.

Und vielleicht haben Sie sich, fahre ich fort, beim Arzt dann unwohl gefühlt, womöglich sogar nicht ganz ernst genommen, waren vielleicht sogar wütend oder verzweifelt, und sind zu einem anderen Arzt gegangen, möglicherweise auch »heimlich«, und über die Jahre zu noch einem, zweien oder dreien, in der Hoffnung, der findet was. Nämlich: die Ursache für den Schmerz. Denn der ist ja nun mal da und nicht etwa eingebildet.

Der Arzt kann aber auch nichts dafür, dass er auf dem MRT-Bild nichts sieht. Denn man kann mit dieser Methode eben nicht feststellen, dass die Schubladen klemmen. Das könnte man nur bei einer Aufnahme, die die Bewegung sichtbar macht, etwa so wie in einem Film. Ja, man müsste sie in Bewegung versetzen: Schublade auf, Schublade zu, dran ruckeln und dran ziehen – und dann würde man vermutlich zu sehen und zu spüren bekommen, durch welches Ruckeln, also durch welche Bewegungsrichtung und -art das, was da klemmt, wieder in Gang gebracht wird.

Und auch beim Menschen können die Verbindungen der Knochen, die Gelenke, ähnlich wie eine Schublade ganz einfach klemmen. Dann reagiert der Körper mit einer Anspannung der Muskeln: Diese wollen die Gelenke bewegen, notfalls sogar mit Gewalt, aber die Gelenke klemmen eben. Und so spannen sich die Muskeln immer weiter an, was zu einem vermehrten Druck im Muskel führt. Er wird nicht mehr richtig vom Blutstrom durchflossen, schreit gewissermaßen nach dem lebenswichtigen Sauerstoff und schmerzt. Die Muskeln sind über die Sehnen mit den Knochen verbunden, und deshalb schmerzen auch die Ansätze der Sehnen und die Knochen selbst.

Mit dem MRT sehen Sie nun die Knochen, die Muskeln und die Sehnen und Nerven – also die Hardware, die Bauelemente des Körpers. Und die sind in ihrer Beschaffenheit, ihrer Struktur, im Prinzip in Ordnung. Aber die Spannung und den Druck in den Muskeln sieht man nicht, denn die entstehen dadurch, dass die Software, die für die Steuerung der Muskeln und Gelenke zuständig ist, nicht richtig arbeitet. Diese Software befindet sich in einem Teil des Gehirns, aber nicht in dem, der für das aktive Denken zuständig ist. Diese Steuerung funktioniert ganz automatisch, ohne den bewussten Willen des Menschen unterworfen zu sein. Lateinisch nennt man das »vegetativ«, und das heißt »aus sich selbst heraus funktionierend«. Der Fachausdruck für diesen Teil der Körpersteuerung heißt deshalb vegetatives

Nervensystem. Und weil es sich um den Willen des Menschen nicht kümmert, nennt man es auch das »autonome« Nervensystem. Es macht, was es will – und im Falle der Patientin ärgert es sich offensichtlich, denn es will die blockierte Bewegung erzwingen.

Und deshalb steigt und steigt die Spannung in den Muskeln, bis die Schublade – Pardon, das Gelenk – gänzlich blockiert ist und man den Schmerz nicht mehr aushalten kann. Diese Ursache der Schmerzen lässt sich mit keinem bildgebenden Verfahren wirklich messen oder sehen. Und für solche Fälle gibt es die Chinesische Medizin: Sie sorgt sich um die Steuerung aller Lebensvorgänge, der Gewebe und Organe. Ihre große Wirksamkeit kommt also, mit einem einfachen Vergleich ausgedrückt, aus ihrer Eigenschaft als Software-Heilung, und die braucht man häufiger als gedacht.

Denn was machen Sie eigentlich, wenn Ihr Computer zu Hause einmal nicht mehr funktioniert? Wechseln Sie gleich die Festplatte, die Tastatur oder den Monitor aus? Meistens ist es doch ausreichend, die Software wieder richtig einzustellen oder ein Update aufzuspielen. Oft genügt hierzu ein einfaches Ausschalten und Wiedereinschalten, und überhaupt besteht die billigste Reparatur bekanntlich im Drücken der Reset-Taste. Und wenn die Software repariert ist, läuft der Rechner wieder.

Es scheint aber, als ob die westliche Medizin die Gesundheit oder Krankheit eines Menschen vorwiegend durch die Analyse der Hardwarekomponenten beurteilen wolle. Und natürlich bezweifelt niemand, dass es richtig ist, die Knochen zu röntgen oder die Niere zu untersuchen. Und es sind die erfolgreichen Behandlungen der großen Hardwareprobleme, die letztlich den weltweiten Sieg der westlichen Medizin bewirkt haben und immer noch bewirken. Denn hier – beim Herzinfarkt, bei Krebs oder bei der eitrigen Blinddarmentzündung – hat sie ihre Stärken.

Aber bei einer ganzen Reihe von Beschwerden, die eben durch die Software entstehen, funktioniert sie doch nicht so gut wie erhofft. Das reicht von bestimmten Schmerzen an der unteren Wirbelsäule und am Knie bis zu Regelschmerzen und Tennisarm, von der Maus-Hand bis zu Prüfungsangst und Burn-out. Und deshalb brauchen wir die Chinesische Medizin als Ergänzung unserer westlichen Hardware-Medizin – was immerhin so gut funktioniert, dass die gesetzlichen Krankenkassen in Deutschland einige dieser Behandlungen bezahlen und sie in der Schweiz noch viel unkomplizierter erstattet werden. Ein Allheilmittel ist die Chinesische Medizin natürlich trotzdem nicht.

Und deshalb möchte ich gerne von Anfang an betonen: Eine alleinige östliche Medizin, überhaupt eine Komplementärmedizin als Stand-alone-Behandlung, also ohne die konventionelle westliche Medizin, wäre nicht wünschenswert und eigentlich auch nicht denkbar. Denn: nur Hardware- oder nur Software-Reparatur, das ist beides nicht genug. Auf die Kombination kommt es an: sie müssen zusammenwirken.

Allerdings ist es entscheidend, beide Formen der Heilkunst systematisch miteinander zu verknüpfen: Die Vereinbarkeit von Hardware- und Software-Medizin muss bereits bei der Theorie und den Fachbegriffen gelingen. Sonst gibt es Chaos.

Aber wie funktioniert die Chinesische Medizin eigentlich? Sie liest an vielen kleinen Zeichen von außen ab, wie die Leibesregionen und Organe vom vegetativen Nervensystem aktiviert und deaktiviert werden. Sie verfügt über eine genaue Lehre dieser kleinen Zeichen, weiß sie zu erkennen, zu deuten und zur Diagnose unseres Softwarezustandes, des Zustandes unserer Körpersteuerung, zu nutzen. Sie kann dann die Funktionen quasi neu einstellen und neu programmieren, ein bisschen wie bei einem Update.

Das alleine ist bereits ein großer Segen. Aber wir wissen, dass bei jedem Softwareproblem auch der Anwender der Programme eine Rolle spielt. Und so kann man tatsächlich viele Erkrankungen vermeiden, wenn man weiß, wie sie entstehen.

Dabei geht es zunächst um pathogene Faktoren, also »äußere« Krankmacher wie Kälteeinwirkung, Zugluft oder Feuchtigkeit.

Aber die menschlich viel interessanteren Faktoren kommen von innen. Beide Faktoren werden wir in den Fallbeispielen im dritten Teil dieses Buches besser kennenlernen. Diese inneren Krankmacher sind Emotionen, die uns aus dem Gleichgewicht bringen können. Sie entstehen durch Fragen, die die meisten Menschen tief bewegen, etwa: Welche Rolle spielen die Gefühle und woher kommen sie eigentlich? Warum habe ich so widersprüchliche Gefühle? Was will mir mein Körper sagen? Und was hat das mit mir und meiner Persönlichkeit zu tun? Deshalb werden sie in unserer Darstellung der Medizin der zwei Welten deutlich im Vordergrund stehen.

Denn in der Tat hat die Chinesische Medizin für diese Menschheitsfragen ein paar Antworten anzubieten, die an vielen Stellen Licht ins Dunkel bringen und uns durch ihre Klarheit erstaunen. Sie kann auf eine besondere Art die Verbindung zwischen den Gefühlen des Patienten und seinen körperlichen Symptomen erkennen, und das Prinzip dahinter möchte ich hier genauer erklären.

Jeder kennt den Begriff der Körpersprache, der die körperlichen Ausdrucksformen der menschlichen Seele umfasst, die ebenso durch das vegetative oder autonome Nervensystem erzeugt werden. Aber in der Chinesischen Heilkunst geht das Lesen der Seele weit über die bei uns geläufigen Kenntnisse der Körpersprache hinaus. Die alten Ärzte konnten unmittelbar und tiefgehend den Zusammenhang zwischen den individuellen Symptomen und der emotionalen Balance in unserem Unterbewusstsein erkennen und somit helfen, unsere emotionalen Widersprüche, also das, was in uns die inneren Unstimmigkeiten erzeugt, im eigenen Leben zu erkennen und zu lösen.

So werden die inneren Bewegungen eines Menschen, die E-motionen, die Bewegungen aus dem gesunden Mittenzustand heraus, erkennbar. Denn es ist kein Zufall, dass sich das Wort Emotion aus zwei Bestandteilen zusammensetzt: E von »ex«

(»heraus«) und motion vom lateinischen »motus« für »Bewegung«. Sie sind also Herausbewegtheiten des Gefühls aus einem Zustand, den man manchmal In-seiner-Mitte-sein nennt.

Die Reise in unseren Körper wird damit auch eine Reise in unser innerstes, häufig sogar vor uns selbst verborgenes Lebensgefühl, also unseren tiefen emotionalen Erfahrungsschatz. Und das ist nicht nur für unsere Lebensplanung, sondern gerade für das ganz Alltägliche ungeheuer wertvoll.

Noch etwas möchte ich vorwegnehmen: Gefühle sind bekanntlich nicht immer logisch erklärbar und werden gerne verdrängt, leider gerade auch dann, wenn sie für unsere Genesung so wichtig wären. Wir gestehen sie uns also manchmal nicht ein, aber sie sind bedeutsam. Wenn aber der Arzt oder wir selbst die Emotionen hinter den Symptomen einfühlsam, gründlich und zuverlässig ablesen und erkennen können, dann lassen sie sich auf einmal aussprechen und damit auf den Monitor unseres Bewusstseins holen.

Der Körper gibt uns also in Form eines Symptoms eine wichtige und hochintelligente Information über uns selbst und unsere innere Balance – und die alte Heilkunst Asiens sagt uns, wie wir damit unsere inneren Unstimmigkeiten entschlüsseln und unser Leben wieder neu ausrichten können. Das genau ist es, was ich unter der Intelligenz des Körpers verstehe, die beim Prozess der Heilung so hilfreich ist.

Das Symptom ist bei näherer Betrachtung also eine Art Sprache des Körpers, eine wichtige Mitteilung an unser Bewusstsein. Und in dieser Botschaft liegt fast immer auch schon ein Lösungsansatz, der rein aus uns selbst heraus entsteht und ein unaussprechliches inneres Drängen, das von unseren verborgenen und schwer in Worte zu fassenden inneren Unstimmigkeiten herrührt, behebt. Das Unaussprechliche zu erspüren und in Worte zu fassen, das ist so entscheidend für die Entwicklung und das innere Wachstum einer Person.

Und hier sehe ich eine große Gemeinsamkeit mit der alten Medizin des Westens und eine wichtige Verbindung zur Psychotherapie. Schon die alte griechische Philosophie wusste es: Ein Zustand, über den man sprechen kann, ist schon so gut wie überwunden. Sigmund Freud hat es anders ausgedrückt: Er vergleicht die Benennung einer wirklich bedeutsamen und relevanten emotionalen Lage mit einem Begriff aus der Naturwissenschaft, dem Katalysator, der eine ohnehin stattfindende chemische Reaktion beschleunigt. Dabei wird aus einem Stoff A ein Stoff B – und auch der Zustand des Menschen ändert sich von einem Zustand A zu einem Zustand B, wenn die Benennung als Katalysator beschleunigend wirkt. Wichtig dabei ist, dass im Idealfall nur das passiert, was ohnehin passieren soll, also der Zustand erreicht wird, der ganz natürlich erreicht werden soll – und nicht etwa eine vom Therapeuten in den Patienten hineingeredete Pseudolösung.

Dann entsteht das, was mir als das eigentlich Wunderbarste an diesem Prozess des Heilens erscheint, ein Vorgang, der das ganze Lebensgefühl der Menschen betrifft und der mich seit Jahrzehnten fasziniert: Die chinesische Medizin spricht davon, dass der innere Lebensweg, der blockiert erschien, wieder frei wird. Man kann sich diesen eigentlichen, im Inneren angelegten Weg wie ein eingeborenes »Skript« vorstellen, einen inneren Lebensplan, den man intuitiv fühlen kann. In der Chinesischen Medizin wird er das *dao* genannt, die eigene innere Bestimmung aller Dinge, die auch im Menschen wirkt. Aber diesen inneren Weg, das *dao*, kann der Mensch aus den Augen verlieren. Und das hat mit einer emotionalen Schieflage zu tun, die sich in körperlichen Symptomen bemerkbar macht. Die Therapie der Chinesischen Medizin bewirkt dann einen Wandel, der von Innen kommt, aus dem eigenen Wesen der Menschen. Auf einmal kommt man wieder zu sich selbst, ruht wieder in sich, wo man zuvor »außer sich« war, und das ist eine ganz großartige Erfahrung.

Die drei großen Stärken der Chinesischen Medizin sind also: Symptome heilen, Emotionen verstehen und lösen und den inneren Lebensweg wieder fühlbar machen. Diese drei Schritte werden uns in diesem Buch immer wieder begegnen, und ich scheue mich nicht, sie als die drei Dimensionen der Heilung zu bezeichnen.

Allerdings: So wie nicht in jedem Athener Taxifahrer gleich ein griechischer Philosoph steckt, so ist auch nicht jeder Vertreter der Chinesischen Medizin ein tiefer Kenner der alten und beinahe schon verloren geglaubten Heilkunst. Zwischen beiden liegen Jahrtausende der Geschichte, der Prägung, des richtigen Gebrauchs, aber auch des Missbrauchs. Deshalb müssen wir auf dem Weg zur Integration dieser wichtigen Heilkunst ihren erstaunlichen und wissenschaftlichen Ansatz erklären. Und wir müssen auch den wissenschaftlichen Nachweis ihrer Wirksamkeit erbringen und vor allem die Qualität ihrer Durchführung laufend überprüfen. Dazu müssen wir zuallererst noch besser verstehen, was beide Arten der Medizin leisten können, wie sie das tun, und an welchen Stellen sie sich ergänzen können.

Die westliche Medizin erhebt bei der Diagnosestellung Messwerte, die überwiegend die Struktur des Körpers, seine Hardware, im Blick haben: Die Größe der Organe im Ultraschall, die Stellung der Wirbel und Bandscheiben im Kernspin, die Höhe eines Enzymwertes, der die Leistungsfähigkeit der Leber misst. All diese Messwerte ermöglichen eine Momentaufnahme der körperlichen Struktur.

Die Chinesische Medizin zeichnet, wie wir gesehen haben, ein anderes Bild vom Menschen, das man ein sich bewegendes Abbild der sich ständig ändernden Funktionen nennen könnte. Die Steuerung des Körpers passt dessen Funktionen – die Muskeln, den Kreislauf, die Atmung und sogar die Erholung nach einer Anstrengung – normalerweise fortlaufend an die Erfordernisse der Lebenssituation an. Das geschieht im autonomen

Nervensystem, das übrigens auch die grundlegenden Lebensempfindungen des Körpers und die Tiefenemotionen steuert.

Ein wesentlicher Unterschied zwischen der westlichen und der östlichen Medizin ist also der zwischen einer Momentaufnahme und einem Film. Und denken Sie noch einmal an unsere Kommode zurück: Ein Film wäre da besser gewesen als ein einfaches Bild, denn dann hätte man schon gesehen, in welche Richtung man ruckeln und schieben muss, um die klemmende Schublade zum Gleiten zu bringen! Die Wissenschaft nennt so etwas den Unterscheid zwischen einem »statischen« und einem »dynamischen« System.

Anhand der mit der Körpersteuerung verbundenen Körpergefühle, also der Eigenwahrnehmung der Patienten, kann die Chinesische Medizin die Störung erkennen. Diese Befindlichkeiten sind also für das Patientengespräch, die Anamnese in der Chinesischen Medizin ungeheuer wichtig. Sie entstehen auch bei Alltagsbeschwerden eben nicht zufällig und sind keinesfalls unbedeutend. Das sehr viel werte Befinden ist für den Arzt deshalb nicht etwa ein lästiges Beiwerk, ein überflüssiges Gerede, das von der »eigentlichen« Diagnose durch ein Röntgenbild oder Ähnliches ablenkt, sondern er versteht die Empfindungen der Menschen auf eine andere, tiefere und bedeutsame Weise. Das ist übrigens für beide Seiten, für Arzt und Patient, eine große Erleichterung und eine wohltuende Erfahrung.

In der Chinesischen Medizin wird also die Befindlichkeit des Patienten, die die westliche Medizin schwer oder gar nicht messen kann, zu einem regelrechten Befund. Und Befunde sind ein wichtiger Schritt auf dem Weg zu jeder Therapie, da der Arzt aus ihnen eine Diagnose als Grundlage der Therapieentscheidung erstellt.

Mit dieser Therapie, etwa Akupunktur oder Therapie mit den Händen, Heilpflanzen oder therapeutische Gespräche, kann das Nervensystem umgestimmt werden, und die Symptome verschwinden. Und da jeder Mensch seine individuellen Leib- und

Lebensempfindungen hat, hat auch jeder Patient in der Chinesischen Medizin eine individuelle Diagnose und jede Erkrankung eine klare, auf den Patienten abgestimmte Therapieanweisung. Das Prinzip der Individual-Diagnose steht in der Chinesischen Medizin ganz oben, und wir wissen; je besser die Diagnose, desto besser auch die Therapie.

»Vor allem nicht schaden« war das Motto eines berühmten Arztes um das Jahr 50 n. Chr. Schon damals wusste man, dass Therapien ebenso schaden wie nützen können. Eine gute Diagnosestellung ist daher nicht nur die Grundlage des Behandlungserfolges, sondern dient auch dem Schutz vor der manchmal nicht ganz so ungefährlichen Medizin – daher gehört neben der Schulung in der Deutung der Symptome auch eine gewisse Fähigkeit zur Selbstkritik zu einem guten Arzt dazu. Beides ist natürlich auch in der westlichen Medizin von Bedeutung, denn auf dem Weg zur Diagnose nimmt auch der westliche Arzt die Symptome sorgfältig auf und wählt dann bestimmte Untersuchungsmethoden aus, wie zum Beispiel Blutabnahme, EKG, Lungenfunktionsprüfung, Röntgenbilder etc. Deren Ergebnisse werden natürlich nicht einfach nach Gefühl gedeutet, sondern vielmehr mit den »Normwerten« verglichen, die für diese Untersuchungsergebnisse vorliegen. Ein Normwert bildet also den Maßstab dafür, ob etwas noch normal ist oder eben nicht und deshalb möglicherweise krank. Mit anderen Worten und wie wir schon gesehen haben: Die messbare Darstellung der Krankheitsursache spielt in der westlichen Medizin eine wichtige Rolle.

Dieser Vergleich mit dem Normalen, dem Normwert, also gewissermaßen dem, was alle haben, ist nicht unberechtigt. Denken wir zum Beispiel an einen in der Notaufnahme eines Krankenhauses erscheinenden Patienten, den dort vorher noch keiner kannte, womöglich ist er nicht mal auskunftsfähig. Also braucht man Normwerte, um eine Abweichung zu ermessen und zu eruieren, wo die Notfallbehandlung ansetzen muss. Das ist häufig ein sinnvolles und zielgerichtetes Verfahren, bei dem das alte Ärztegesetz gilt: Messen statt meinen. Damit ist eine klare Abkehr von der gefühlsmäßigen Diagnosestellung beschrieben, die wir Ärzte (heimlich) bei Alltagsbeschwerden doch hier und da anwenden.

In der Praxis sieht das so aus: Ein Wert wird zur Norm, wenn 19 von 20 Patienten, die sich gesund fühlen, ihn erfüllen. In Prozente umgerechnet bedeutet das: 95 Prozent der sich gesund Fühlenden zeigen diesen Normwert, und umgekehrt bedeutet das auch, dass 5 Prozent (oder ein Patient von 20) den jeweiligen Normwert aufweisen können, ohne gesund zu sein. Man könnte umgekehrt sagen, dass auch Menschen, deren Werte außerhalb der Norm liegen, eigentlich gesund sein könnten. Das ist in gewissen Fällen sogar wahrscheinlich: So enthält etwa die Standardblutentnahme bei der Aufnahme in unserem Institut über 50 Blutwerte – dass bei so vielen Blutwerten wirklich alles »im Normbereich« liegt, ist eher die Ausnahme.

Worauf ich hinauswill: Patienten werden bei dieser Art von Medizin statistisch über einen Kamm geschoren, und deshalb sind die individuellen Besonderheiten, der individuelle Bauplan eines Patienten für diese Form der Betrachtung eher nachrangig. Im Grunde geht es bei den Messungen der uns gut bekannten Standarduntersuchungen darum, dass die Organe nicht übermäßig vom Normalen abweichen, im Großen und Ganzen intakt sind und keine Schädigung ihrer Struktur im Blut oder in anderen Untersuchungen nachweisbar sind. Es gelingt hier eher die Unterscheidung zwischen stärker oder weniger stark gefährdeten Patienten. Das ist – etwa für die Notaufnahme im Krankenhaus – richtig und wichtig, aber für viele Patienten mit chronischen Beschwerden manchmal weniger zielführend.

Und so folgt aus dem Dogma von Maß, Zahl und Hardware, dass für viele Beschwerden keine wirkliche Diagnose gestellt werden kann. Hinzu kommt, dass man auch die Abstimmung der Organe untereinander, ihre funktionellen Gleichgewichte, mit den herkömmlichen Labormethoden kaum messen kann. Denn diese empfindliche Feinabstimmung erfolgt ganz überwiegend in Echtzeit durch das Nervensystem, also unsere Software, dessen Signale weder im Blutbild noch in CT oder MRT sichtbar sind. Eigentlich ist der westlichen Medizin das System der nervlichen Steuerung bis in die letzte Faser hinein bekannt, aber sie kann die meisten funktionellen Störungen, die für den medizinischen Alltag bedeutsam wären, weder durch ihre Messverfahren sichtbar machen, noch hat sie eine entsprechende Therapie, von wenigen Ausnahmen einmal abgesehen.

Westliche Medizin	Chinesische Medizin
Hardware-betont	Software-betont
Struktur-betont	Funktions-betont
Momentaufnahme, »Standbild«	Funktionsabfolge, »Film«
Messung	Befindlichkeit wird Befund
Hardwaretherapie, z. B. Medikamente, OP	Softwaretherapie, z. B. Akupunktur
Statistische Normwerte	Individualdiagnose

Wie aber reguliert das vegetative Nervensystem, das in der Chinesischen Medizin eine so bedeutende Rolle spielt, unsere Körperfunktionen eigentlich? Auch dieses lässt sich mit einem technischen Vergleich beschreiben: Das vegetative Nervensystem ist ein wenig wie ein Computernetzwerk aufgebaut, in dem die Daten für die Körpersteuerung verarbeitet werden, um die Funktionen der Organe zu regulieren. Man könnte also alle Gewebe und Organe, die daran beteiligt sind, so sehen, als wären sie an einen Computer namens Gehirn, genauer: das Stammhirn, angeschlossen, und als wirke darin die Software des Körpers, die vegetative Steuerung. Stimmen die Funktionen nicht, dann werden Signale an die entsprechenden Zellen des Körpers geschickt, um sie zu aktivieren oder zu deaktivieren. So bleiben die Gesamtfunktionen in einem tolerablen Bereich.

Erst, wenn nicht mehr tolerable Abweichungen der individuellen Normalwerte im Körper festgestellt werden, zeigen sich Symptome, die das Wohlbefinden schmälern. Unsere Symptome sind also Warnhinweise, und sie haben deshalb einen Wert und – selbst wenn es Schmerzen sind – immer einen biologischen Sinn. Denken wir noch einmal an unsere Patientin mit den unerträglichen Rückenschmerzen zurück. Die kamen daher, dass das Gelenk zwischen zwei Wirbeln eingeklemmt war und die Muskeln sich verhärtet und so überaus schmerzhaft in das Geschehen eingemischt hatten. Der Sinn dieses Mechanismus besteht darin, dass sich die Muskeln wie ein Korsett, wie ein körpereigener Gipsverband um die Wirbelsäule schließen. Der Körper will die Wirbelsäule also festzurren und gefährliche Bewegungen vermeiden, damit kein Knacks in den Wirbeln Schlimmeres erzeugt. Der Schmerz zwingt uns zur Ruhe, und Ruhe heilt bekanntlich.

Die meisten normalen Vorgänge dieser Körpersteuerung laufen im Unterbewusstsein ab. Und das ist auch gut so, denn unser Bewusstsein wäre mit der ungeheuren Vielzahl an Vorgängen hoffnungslos überfordert. Erst, wenn die Steuerung die Funktionen nicht mehr neu einstellen kann und deshalb ein Schaden droht, dann erscheint diese Funktion im Bewusstsein.

Für die Chinesische Medizin bedeutet all das: Wenn die Steuerung der Organe durch Nervenfasern erfolgt, dann kann man diese Steuerung auch durch Impulse an die Nervenfasern wieder korrigieren.

Und tatsächlich sind nach heutigem Verständnis die Akupunkturpunkte genau definierte Hautareale, unter denen besonders viele dieser Nervenfasern liegen. Diese Nervenfasern treten aus der Tiefe des Körpers hervor und sammeln sich in zusammenhängenden Bündeln unter der Hautoberfläche. Und so kann man mit einer einzigen kleinen Nadel nicht nur eine, sondern enorm viele dieser feinen Fasern erreichen und dem Nervensystem so die Signale zuführen, die die Software im Stammhirn wieder zu guten, heilsamen Organfunktionen anregt.

Die guten, gesunden Softwarefunktionen können also gestört werden, und dann entsteht eine Unordnung in der Datenverarbeitung im Stammhirn. Je genauer man nun dieses Software-Kuddelmuddel kennt, desto genauer kennt man die Erkrankung und kann die richtigen Funktionen wieder anregen. Man nennt eine solche Funktionsänderung über Nervenfunktionen auch eine Reflextherapie.

Eigentlich weiß jeder, was ein Reflex ist: Wenn man mit der Handkante oder mit einem kleinen Gummihämmerchen unter die Kniescheibe klopft, dann springt der Unterschenkel unwillkürlich nach vorne. Solche Nervenreflexe gibt es aber nicht nur für die Muskeln am Unterschenkel, sondern auch für alle möglichen Funktionen im Körper. Würde man alle diese Punkte kennen, dann könnte man durch ihre Stimulation die Gallenblase entleeren, den Magen in Bewegung setzen oder die Nase befreien. Etwa 400 dieser Punkte, die Akupunkturpunkte, werden in der Chinesischen Medizin besonders intensiv beschrieben. Wenn man also eine möglichst genaue Diagnose hat, welche Organfunktion nicht richtig reguliert wird, kann man durch Akupunktur an den entsprechenden Hautarealen die Nervenzellen stimulieren, die für die Steuerung dieses Organs und alle damit verbundenen Funktionen zuständig sind. Die Verbindungslinien der Akupunkturpunkte, die jeweils vorrangig auf einen einzigen Funktionskreis wirken, werden als Leitbahnen oder Meridiane zusammengefasst. Sie bestehen also aus Reflexpunkten des Körpers, mit denen man die Leib-Seele-Einheit Mensch wieder in Ordnung bringen kann.

Nun, da Sie diese Möglichkeiten der Chinesischen Medizin kennen: Versetzen Sie sich einmal in die Lage eines Arztes, der seinen Patienten helfen möchte, aber in vielen Fällen mit den herkömmlichen Methoden nicht einmal eine Diagnose stellen kann. Sie können sich die Erleichterung und den Gewinn vorstellen, die mit so einer Erweiterung des diagnostischen Wissens und der Behandlungsmöglichkeiten einhergehen!

Nun bedeutet zwar eine Diagnose eine Therapie, aber das heißt noch lange nicht, dass diese Therapie auch wirkt. Jeder Arzt, der behauptet, alles heilen zu können, ist ein Schwindler. Wir Ärzte beurteilen und vergleichen in der auf wissenschaftlichen Beweisen basierenden Medizin die Heilmethoden nach ihrem Erfolg. Das ist gut so, denn so entwickeln wir Leitlinien zur Behandlung der Patienten, die diese insgesamt verbessern. Ich bin überzeugt davon, dass diese Leitlinien über kurz oder lang immer mehr Behandlungsmethoden der Chinesischen Medizin enthalten werden, da deren Erfolge immer besser belegt sind.

Nun haben wir schon viel über die Kopplung von Emotionalität und Körperfunktionen gesprochen. Aber denken wir noch einen Schritt weiter. Jeder weiß, das krank machende Gefühle nicht nur aus dem Körper, sondern auch aus Konflikten entstehen können, aus mehr oder weniger unglücklichen menschlichen Konstellationen, aus dem Zusammenhang der Lebensgemeinschaften der Menschen.

Tatsächlich kann man hier bestimmte Muster von Konflikten erkennen, die immer wieder zu entstehen scheinen. Das könnte seinen einfachen Grund in der Evolution haben, denn Menschen mussten schon in der Urzeit eigene Formen der Lebensgemeinschaften entwickeln. Ganz allein ist ein Mensch in freier Wildbahn nicht überlebensfähig.

Wir gehen deshalb davon aus, dass sich in uns biologisch verankerte Verhaltensprogramme erhalten haben, auf die wir später noch einmal zurückkommen werden und die man übrigens auch bei anderen biologischen Gattungen finden kann. In der Urgeschichte der Menschheit hat uns diese Verhaltensweise dazu befähigt, in Gemeinschaften zu leben und dadurch den Herausforderungen des Lebens besser zu trotzen. Man könnte das ein angeborenes, vererbtes Gruppenverhalten nennen. Der Mensch, sagt Aristoteles sogar, ist ein soziales Tier – und das ist heute noch als »Tier im Menschen« erkennbar. Da sprechen wir von Alpha-Tieren, Gockeln und Glucken, und manchmal brauchen wir einigermaßen viel Humor im Umgang mit der tierischen Menschheit und auch mit uns selbst.

Aus diesem Gruppenverhalten ergeben sich auch für jedes Mitglied der Gemeinschaft bestimmte Rollenerwartungen und sogar Zuständigkeiten, die wir in uns tragen. Der Psychoanalytiker Sigmund Freud nannte das die »Triebe«, wobei er ein bestimmtes angeborenes Verhaltensmuster in den Vordergrund stellte: das sexuelle Verhalten und seine Entwicklung. Und aus diesen urzeitlichen Verhaltensmustern haben sich auch Urbeziehungen und Urkonflikte der Menschen entwickelt, die noch heute das Verhalten der Menschen prägen. Denken wir an die geheimen Gesetze des Verhaltens im Arbeitsleben, im Kontakt mit Nachbarn und Schwiegereltern oder bei Sportereignissen wie Fußballweltmeisterschaften, die ganze Länder emotional aktivieren.

Es ist biologisch durchaus sinnvoll, dass wir diese Situationen auch mit unserem Fühlen begleiten. Fast jedem dürfte vertraut sein, dass man mit einem Quäntchen Aggression viel leidenschaftlicher und deshalb erfolgreicher kämpft als ohne. Im modernen Alltag spielen gerade die Konfliktmuster aus der Urzeit eine kaum zu überschätzende Rolle: Sie erzeugen Stress und Frustration, aber auch Liebe oder Zusammengehörigkeit, und manchmal helfen sie in unseren Familien und Betrieben auch gegen Urängste und Lebenssorgen.

Diese Bio-Programme können den Körper und damit auch die Emotionen aktivieren. Sie führen zum Beispiel dazu, dass sich die Muskeln anspannen, der Blutdruck und die Herzfrequenz ansteigen oder die Augen sich weiten und stärker durchblutet werden, um einen Angreifer besser zu erkennen. Die dazugehörigen

Emotionen machen, biologisch betrachtet, ganz einfach Sinn, um die Überlebensprogramme intensiver, sozusagen mit Leib und Seele, auszuführen. Sie sind also Teil des Überlebensmechanismus aus der Urzeit.

Aber wenn die Beziehungsmuster aus diesen Urkonflikten zu Dauerstress, Unordnung, Spannung, Überintensität oder Existenzangst führen, dann werden die damit verbundenen körperlichen Funktionen zu stark aktiviert, und die Kopplung von Leib und Seele in der Software führt zu Symptomen, deren Ursache wir in der westlichen Medizin häufig nicht oder nur unzureichend erkennen und zur Sprache bringen können. Und so ergibt sich das Bild einer Vielzahl von möglichen Einflüssen der Emotionen aus den Urkonflikten auf die Gesundheit – die körperliche, die seelische und die gesellschaftliche –, aus denen Symptome entstehen, deren Ursachen über unsere Hardware-Medizin des Westens nicht so einfach festzustellen sind.

Heilung als Weg zu sich selbst

In der Chinesischen Medizin sind die Zusammenhänge zwischen den Körperfunktionen und den in der Tiefe liegenden Stimmungsveränderungen außerordentlich präzise erfasst und über sehr lange Zeiträume, über Jahrtausende hinweg, gesammelt worden. Die Chinesische Medizin kann deshalb häufig aus der Konstellation der veränderten Funktionen und Symptome auch die Bewegungen der Seele, die E-motionen, erstaunlich genau von außen ablesen.

Schwanken die Gefühle, ausgelöst zum Beispiel durch einen Urkonflikt, dann erzeugt das häufig auch ganz automatisch Symptome. Hier gibt es also eine Auflösung der künstlichen Trennung zwischen Psyche und Soma, zwischen Seele und Leib, die wir in der westlichen Medizin häufig propagieren. So kann das bloße Denken an die konfliktbeladene Beziehung zu einer Person nicht nur zu schlechten Gefühlen, sondern auch zu körperlichen Symptomen führen. Ich möchte das an einem Fallbeispiel verdeutlichen.

Eine Frau von Mitte 80 berichtete mir, dass sie eine ungewöhnlich schlimme Schwiegermutter hatte. Diese Schwiegermutter war nun schon seit 35 Jahren verstorben, aber es reichte aus, ihr kleines Haus mit Garten zu betreten, um dieselben schlimmen Gefühle zu erzeugen, die sie bei den Pflichtbesuchen als junge Ehefrau empfunden hatte. Damals herrschte diese Frau dort als Tyrannin, vollkommen uneingeschränkt. Und meinte es nicht gut mit ihrer Schwiegertochter.

Sie wurde – gelinde gesagt – nicht besonders wertgeschätzt, vielmehr gedemütigt und unterdrückt. Man wollte sie nicht, und man ließ es sie spüren. »In einem Jahr hab ich das auseinander«, hatte der alte Drachen beim Rommé vor seinen Freundinnen gut hörbar getönt, während seine schwangere Schwiegertochter in die Küche verbannt worden war.

Auch nach 35 Jahren reichte es also aus, sich nur im Haus der Schwiegermutter zu bewegen, um die gleiche Übelkeit und Ohnmacht zu empfinden, dieses Gefühl der blockierten Seele und der unterdrückten Wut, der damit verbundenen seelischen Erschöpfung und Hoffnungslosigkeit. Und immer dann kam die Migräne.

Ich führe dieses Beispiel an, weil es die Zusammenhänge, die in diesem Fall so eindeutig und stark sind, dass die Patientin sich der Dinge voll bewusst ist, gut illustriert. Häufiger werden die wirklich schlimmen Konflikte den Patienten selbst aber nicht bewusst oder sie können sich nicht von den Konflikten lösen, sodass diese das ganze Leben beeinflussen und auch chronische, teils sehr ernste Erkrankungen mitbedingen können. Die Chinesische Medizin hat auch hier einige Lösungsansätze anzubieten, die einen Umgang mit solchen Situationen erleichtern und zu einer anderen Sichtweise verhelfen können. Denn man kann diesen Zusammenhang zwischen Emotion, Urkonflikt und körperlichem Symptom bedauern oder sogar verfluchen und sich wünschen, es wäre nicht so – aber man kann die körperlichen Symptome auch als einen Warnhinweis, eine Botschaft ansehen und als hilfreichen Freund betrachten, der uns eine intelligente und bedeutsame Nachricht übermittelt.

Erinnern Sie sich an Freud und den Katalysatoreffekt der Benennung von Gefühlen? Wenn wir in der Chinesischen Medizin die Symptome und ihren Zusammenhang mit den Emotionen benennen, dann stellen wir dem Patienten auch ein Wissen über seine eigenen verborgenen Emotionen und über seine verdrängten, unbewussten Konflikte zur Verfügung. So lassen sich mitunter die sehr langen Psychotherapien abkürzen oder in manchen Fällen auch ganz einsparen, weil sich Konflikte in undramatischer Weise auflösen. Das ist ein Teil der Selbstwirksamkeit, also der

Fähigkeit, schwierige Situationen aus eigener Kraft zu lösen, die ein guter Arzt in einem Patienten fördern sollte. Die damit verbundenen Lernprozesse machen den Patienten autonomer und führen ihn mehr zu seiner eigenen Persönlichkeit.

Das kann nicht nur das Leben erleichtern, sondern auch dazu führen, dass die inneren Türen im Herzen des Patienten aufgehen, indem die Auflösung der verdrängten Urkonflikte gefördert wird. Die Blockade löst sich, und die eigentliche innere Bestimmung, der eigentliche innere Lebensweg, wird wieder frei.

Wir hatten das Konzept des inneren Lebensweges, des *dao*, bereits angesprochen, aber man muss diesen chinesischen Gedanken nicht vollständig übernehmen, und man muss auch kein Buddhist, Daoist oder Konfuzianist werden. Denn eigentlich ist der Gedanke, dass das Leben einen inneren, eingeborenen Sinn hat, auch bei uns im Westen und im Christentum verbreitet. Diesen inneren Lebensweg zu einer emotional lebbaren Erfahrung zu machen, ist ein wichtiges Ziel der Chinesischen Medizin – und der Weg dorthin beginnt mit der Wahrnehmung eines körperlichen Symptoms.

Franziska

Neulich habe ich eine Patientin behandelt, die ich schon lange kenne. Sie heißt Franziska, ist sehr talentiert, intelligent und schon als ganz junge Studentin immer selbstbewusst gewesen. Früh wurde sie in einen elitären Kreis aufgenommen, die Studienstiftung des deutschen Volkes. Sie spricht mehrere Sprachen, darunter auch Japanisch und Chinesisch, und arbeitete bisher in gehobener Position in einem weltweit tätigen Großunternehmen. Dann plötzlich, mit 48 Jahren, bekommt sie einen Rappel. Sie gibt ihre Arbeit auf, tritt, wie man sagt, damit alle alten Verdienste und Bemühungen in die Tonne und sagt, dass sie nicht mehr will. Was ist dieser klugen, vernünftigen Frau passiert?

Franziska sah in ihrem Leben oder der Art, wie sie es so lange geführt hatte, keinen rechten Sinn mehr. Sie war enorm erschöpft und hatte hier und da auch einige Frustrationen hinter sich. Nichts Weltbewegendes, das Übliche halt, Zoff mit Mitarbeitern, falsche Anschuldigungen von Neidern und Konkurrenten, die »Traumposition« in dem Unternehmen ging an einen Kollegen …

Aber eigentlich mangelte es ihr, objektiv gesehen, nicht wirklich an Wertschätzung. Man hatte eigens für sie eine ähnlich attraktive Stelle geschaffen, sie war hoch anerkannt, »hatte es geschafft« – und das wusste sie auch. Im »Kopf«, also auf der Vernunftebene, war ihr das alles durchaus klar. Aber eben nicht in ihrer »Unvernunft«; ihr Lebensgefühl im Zusammenspiel aus Leib und Seele sagte etwas anderes.

Dann hatte man einen Knoten in ihrer Brust entdeckt, Diagnose: Brustkrebs.

Ich habe mich lange mit ihr unterhalten, sie ausgiebig im Labor und chinesisch untersucht. Ein Satz, den sie dabei fast beiläufig fallen ließ, ist mir bis heute im Gedächtnis geblieben. Sie sagte: »Ich habe eigentlich alles, aber irgendwie ist alles nichts«. Und so war es auch, sie hatte alles, einen liebenswerten Mann, ein gepflegtes Haus, Bekannte und Freunde aus verschiedenen Lebensphasen, einen kleinen weißen Hund, und so weiter und so fort. Rational betrachtet war also alles o. k. Und trotzdem war alles »nichts«, und sie schmiss alles hin.

Kant hat einmal gesagt, dass Menschen Entscheidungen fällen, ob sie wollen oder nicht. Manchmal denken sie, dass sie keine Entscheidungen fällen, aber dann fällen sie eben die Entscheidung, keine Entscheidungen zu fällen.

Und so ging es auch Franziska. Irgendwie war sie in diese Karriere geraten. Die Arbeit brachte ihr Anerkennung und Lob ein, jede Menge, und da macht man einfach so weiter, man erfüllt weiter alle Forderungen, ganz egal welche, vermeidet Konflikte und bringt es zu etwas.

Und dann kommt irgendetwas, wie hier der Knoten in der Brust, und man erkennt, dass das alles nicht »the real thing« war, also nicht das, worauf es wirklich ankommt. In den Gesprächen mit ihr wurde deutlich: Im Grunde wollte sie einfach nur dazugehören, schon früher, zu Hause. Einfach nur dabei sein und die Familienwärme fühlen, das Angenommensein, die Liebe der Eltern. Und dann hatte sich ein Automatismus entwickelt: In der Schule gute Noten, im Studium ein Stipendium, die Eltern sollten eben stolz sein auf ihr gutes Kind. Und dann ging das so weiter, sie lernte für den tollen Professor, dann schlug sie sich die Nächte um die Ohren bei der Doktorarbeit, schließlich bei der großen Firma für ihre Karriere. Und auf einmal der große Abbruch, den keiner verstanden hat. Kein Wunder, denn dieser Abbruch war von außen betrachtet überhaupt nicht logisch.

Sie folgte dabei einem inneren Befehl, dem man nicht widerstehen kann, wie einer kategorischen Anordnung. Das ist eben nicht der von der Familie geforderte Sieg der Vernunft, den Kant als preußischer Staatsphilosoph gefordert hat. Es ist mehr ein Beweis dafür, wie gering die Rolle der Vernunft im praktischen Leben ist, denn wir entscheiden eben am Ende doch nicht »vernünftig«. Vielmehr entscheidet »etwas« in uns, ein inneres Drängen, schwer in Worte zu fassen.

Und hier kam das zu einem Zeitpunkt, an dem es eigentlich schon fast zu spät war. Man kann die Knotenbildung in der Brust nun nicht in jedem Fall allein auf Emotionen zurückführen. Die Genetik, die Hormone und das Immunsystem spielen hier mit. In jedem Menschen bilden sich täglich Tumorzellen. Man weiß, dass das Immunsystem diese kranken Zellen in aller Regel erkennt und ihnen entgegenwirkt. Das kann Jahre und Jahrzehnte gut gehen, und bei der Mehrzahl der Menschen tut es das sogar ein ganzes Leben lang. Aber hier, in diesem Fall, ist das Gleichgewicht gekippt, hier hat sich ein Knoten in der Brust gebildet.

Dieser unbarmherzige Fingerzeig bringt uns manchmal, wie hier, auch zu einer neuen Wahrheit, einer radikalen Wahrheit, die uns auf unsere eigentlichen Gefühle zurückwirft, die uns zwingt, wahrzunehmen, was man lange nicht wahrnehmen konnte, was auf dem Monitor der Vernunft einfach unerwünscht war. In Franziskas Fall war es ein Schmerz der Verlassenheit, den man schwer in Worte fassen kann.

Der Impuls zum Wandel ging also vom Körper aus, und unser innerer, intuitiver Kompass kann dann wirksam werden und uns auf unseren eigentlichen Weg zurückbringen. Denn das sagt Kant sinngemäß ebenso: Glück kann entstehen, wenn deine innere Neigung – etwa deine tiefen inneren Bedürfnisse – und deine äußeren Pflichten, also dein faktischer Lebensweg, übereinstimmen.

Und vielleicht war der chinesische Philosoph Lao-Tse gar nicht so weit weg von Kant, als er den inneren Weg des dao *beschrieb, der zugleich der Weg und das Ziel unseres Lebens sein soll. Im Leben und bei der Heilung kommt es also manchmal auf etwas an, was ganz unvernünftig scheint und doch einer inneren Intelligenz entspricht. Mit unserer Vereinigung von Hardware- und Software-Medizin können wir dieses »Unvernünftige« sehr gut verstehen und uns selbst von einer neuen (alten) Seite kennenlernen, können diese Intelligenz des Körpers, unseren inneren Kompass, lesen. Ich bin mir heute sicher, dass die Chinesen einen Zugang zu dem Gebäude unseres Unterbewussten gefunden haben.*

Den Weg zu uns selbst zu finden, zu unserem eigenen Lebensskript, das wie ein innerer Plan in uns schlummert, führt fast unvermeidlich auch zu einer Veränderung und zu einer heilsamen Neuordnung bestimmter Lebensbereiche. Das müssen keineswegs in jedem Fall so grundlegende und tiefgreifende Veränderungen sein, wie es bei Franziska der Fall war, die mit Hund und Mann aufs Land zog und sogar ihren Beruf wechselte. Sie ist heute wieder vollkommen gesund und betrachtet den Knoten in der Brust als das Beste, das ihr widerfahren konnte. Für viele Patienten aber sind weit weniger ins Auge fallende Schritte wichtig, und das sollten wir hier nicht vergessen. Vielen reicht bereits eine kurze Nadelbehandlung, eine Serie individualisierter (!) Übungen, eine Therapie mit den Händen oder ein gutes Gespräch, um sich selbst zu heilen. Sie haben richtig gehört: In der Summe ist ja unsere Software, unsere Körperintelligenz, darauf programmiert, uns selbst zu heilen, und diese Selbstheilungskräfte werden häufig drastisch unterschätzt. Man muss dieser Software nun manchmal auf die Sprünge helfen und dem Körper und damit der Seele etwas von dem geben, was der Körper braucht. Was er aber braucht, ob nun eine Schmerzbehandlung für das Knie, eine Harmonisierung der emotionalen Balance oder gar richtige Lebensveränderungen, das muss ja irgendwie ermittelt werden. Wir müssen also eine umfassendere

Diagnose stellen und damit auch die richtige Behandlung, die richtigen Schritte zur Heilung verstehen.

Das bedeutet übrigens keinesfalls, dass hier nur der Arzt handelt und behandelt. Die Diagnosen in der Chinesischen Medizin sind nämlich fast immer mit neuen Möglichkeiten für einen eigenen Beitrag des Patienten zur Gesundwerdung verbunden. Es geht hier also um eine Form des gesundheitlichen Selbstmanagements, so könnte man sagen, also um die Entwicklung von mehr Kompetenz im Umgang mit sich selbst. Diese Eigenkompetenz im Umgang mit uns selbst sollte durch die Medizin idealerweise gestärkt werden.

Und warum sollten wir uns zum Erreichen dieses Ziels nicht hier und da eine Scheibe von anderen Kulturen abschneiden und die Chinesische Medizin für uns nutzen. Denn hinter ihrer Softwarelehre steckt ein Konzept, ja ein durchaus wissenschaftlicher Grundgedanke, dem wir uns Schritt für Schritt annähern wollen. Wenn das Wort Ganzheitlichkeit nicht so abgedroschen wäre, man könnte es zur Beschreibung der Chinesischen Medizin verwenden. Nennen wir das Ganze also lieber ein Modell der Systembiologie, der Körperregulation, eine systemische Medizin der Körperfunktionen, der Emotionen und des Lebenssinns. Und dass es in dieser Medizin eine eigene Wissenschaft gibt, die diese drei Dimensionen der Heilung betrachtet und damit hilft, diese Menschheitsaufgabe der Gesundwerdung zu lösen, das halte ich für einen ganz bedeutenden Beitrag der antiken chinesischen Kultur zum Erbe der Menschheit.

Als behandelnder Arzt strebe ich in meiner Praxis nach einer Medizin, die das Beste aus den zwei Welten vereint. Denn es geht mir dort, wie auch in diesem Buch, um die Vereinigung der Prinzipien der Hardware- und der Software-Medizin, der klassischen, westlich-naturwissenschaftlichen Schulmedizin mit der Chinesischen Medizin. So entsteht eine neue Medizin, die von den mächtigen Wissenssäulen aus dem Westen und aus Asien getragen wird.

Dabei ist meine Grundüberzeugung ganz einfach: Wir Ärzte sollten uns bei der Anwendung dieser vielfältigen medizinischen und therapeutischen Verfahren keine künstlichen Schranken auferlegen, solange die Grundvoraussetzungen für ihre Anwendung gegeben sind. Denn man kann die Gesetzmäßigkeiten der Software-Heilung aus der Chinesischen Medizin auch auf einige andere, ergänzende oder »alternative« Therapien anwenden und diese in vernünftiger Weise in eine wirklich umfassende Medizin integrieren.

Was ich unter Grundvoraussetzungen verstehe? Neben der medizinischen Unbedenklichkeit, der Ungiftigkeit und der Unschädlichkeit eines Verfahrens an sich, die eine natürliche Bedingung für die Anwendung darstellen, bleibt das eigentliche Hauptkriterium die positive Wirkung auf unsere Patienten.

In der ergänzenden Therapie gibt es so viele Ansätze, dass ich sie gar nicht alle vollständig aufzählen kann. Auf meiner Entdeckungsreise durch die Medizin hatte ich sehr interessante Begegnungen, die von der Homöopathie bis zu Hildegard von Bingen und der anthroposophischen Medizin, von Kneipp über die Bioresonanz bis zu funktionellen Untersuchungen des Nervensystems reichten. Dabei lernte ich auch eine Reihe psychotherapeutischer Ansätze kennen. Auch diese Verfahren wirken vollständig oder teilweise über die Software, unser vegetatives Nervensystem. Alle Verfahren, die im Einzelfall nützlich sein können, müssen wir mit Blick auf ihren Zweck und ihrer Wirkung hin vereinen und dazu selbstverständlich auch viele Methoden nutzen, die wir heute als isolierte Außenseitermethoden betrachten. Man muss sie prüfen und das Wirksame integrieren. Aber wie kann das gehen?

In allen medizinischen Methoden, so abwegig sie teilweise auch scheinen mögen, steckt der Wille zu helfen, steckt eine Therapie. Und zu einer Therapie gehört immer die Diagnose. Die Auswahl auch dieser Methoden für den Einzelfall sollte man also von der Diagnose abhängig machen. Und deshalb ist für mich die Vereinigung der Software- und der Hardware-Diagnose so entscheidend. Wenn wir also über die Medizin aus zwei Welten sprechen, dann geben wir auch solchen seltenen Verfahren eine neue Chance. Denn häufig, so meine Erfahrung, kann für ganz bestimmte Fälle auch eine Therapie erfolgreich sein, die in anderen Fällen abwegig wäre, aber bei richtiger Software-Diagnose erfolgversprechend ist. Die Medizin der zwei Welten ist deshalb für mich ein wichtiger Schritt auf dem Weg zu einer *United Medicine*, einer Vereinigung von allen Methoden, die nachvollziehbar helfen könnten. Es kommt eben auf die systematische Auswahl an.

Die Chinesische Medizin ist von all diesen ergänzenden Medizinverfahren für mich ganz einfach deswegen das wichtigste geworden, weil sie in vielen Fällen am besten und zuverlässigsten wirkt. Richtig angewendet ist sie aus meiner Sicht für die meisten Beschwerden des Alltags und weit darüber hinaus das wichtigste komplementäre Medizinsystem.

Es hat mich fasziniert, dass vor allem in den frühen Schichten der Chinesischen Medizin das Thema der Sinnsuche eine so bedeutende Rolle spielt. In dem Begriff vom eingeborenen inneren Weg, dem *dao*, liegen nicht nur Erkenntnis und Wissen verborgen. Der Begriff legt auch nahe, dass es hier um eine sehr individuelle Form der Gesundwerdung geht. Dabei steckt in der Chinesischen Philosophie, allen voran im ältesten Buch der Menschheit, dem *I Ging*, die Aufforderung, der zu werden, der man werden kann. Eine Aufgabe, die niemandem leichtfällt.

Verstehen Sie mich aber hier und im Folgenden bitte nicht falsch: Es geht mir nicht um irgendeine »Weltlehre«, eine Ideologie oder eine pseudoreligiöse Manipulation, in keinem Fall um eine Bekehrung, etwa zum Buddhismus oder einer daoistischen Gemeinschaft, erst recht nicht um die Lehre irgendwelcher Gurus. Es geht mir vielmehr um ein hochwirksames Heilsystem, dessen Grundlagen man aber besser verstehen muss, bevor man es erforschen und anwenden kann.

Es geht bei diesem zentralen Konzept des *dao* zunächst einfach um die Existenz eines Sinngefühls, dessen Rolle für die eigene Lebensführung, und wie man dieses Gefühl (wieder-)erlangt. Diese Suche nach dem Sinn der eigenen Existenz beantwortet sich nach meiner Erfahrung nicht aus einer Psychoanalyse heraus, überhaupt nicht rational und theoretisch, sondern aus dem eigenen Inneren.

Die richtige Methode liegt also nicht im Eifer der rationalen Intelligenz und der »reinen Vernunft«, sondern aus meiner Sicht vielmehr in der Suche nach dem Eigentlichen, nach des Pudels Kern, wie es in Goethes *Faust* heißt. Es hat eher etwas mit einem Vertrauen auf das eigene Gespür für das Richtige zu tun, das ich für überlebenswichtig halte.

Es ist nicht so einfach, das Thema mit Worten zu beschreiben, und ich will es vielleicht mit dem Begriff von der *Intuition als innerem Kompass* versuchen. Ja, ich gehe so weit zu sagen, dass die Intuition eine weitere Form der inneren Intelligenz ist, dass eine intuitive Intelligenz existiert, ein Zugang zu altem, vielleicht schon genetisch in uns fixiertem Menschheitswissen.

So, wie wir intuitiv wissen, was »richtig« und was »falsch« ist, so scheint etwas in uns auch zu wissen, wohin unser Lebensweg führen soll und was unsere innere Bestimmung ist. Die Intuition ist ohne Zweifel nicht nur der Zugang zu Dingen, die wir eigentlich schon wissen, z. B. welcher Partner für uns gut ist, welche Schlafposition wir brauchen, wann wir Gemüse essen sollten und wann Fleisch. Sie entsteht im Unterbewusstsein, das in unserem Leben eine viel größere Rolle spielt als die meisten Menschen glauben. Ein Freund von mir, der sich mit Werbepsychologie beschäftigt hat, nannte es einmal den Autopiloten des Menschen. Sigmund Freud hat ein etwas weniger drastisches Bild gewählt: Das »Ich«, er meinte damit auch das Bewusstsein und die Vernunft, wäre wie ein kleiner Reiter auf einem überdimensionierten Pferd, das zum großen Teil aus diesem Unterbewusstsein besteht. Manchmal übernimmt das Pferd eben mal das Kommando.

Die Intuition ist also ein wichtiger Zugang zu unserem unterbewussten Denken. Der Psychologe C.G. Jung, ein Schüler Freuds, hat sehr früh wahrgenommen, dass die alten Erkenntnisse der chinesischen Ärzte und Philosophen eine besondere Bedeutung für uns haben. Zusammen mit dem Übersetzer des *I Ging*[2], des großen Weisheitsbuches der Chinesen, hat er schon früh Schriften[3] über die chinesische Lehre vom Unterbewussten und seinen Ausdrucksformen verfasst. Er nannte es das »Kollektive Unbewusste«, ein Wissen, das die Menschheit überall auf der Welt teilt. In den alten Schriften Chinas treten also Kenntnisse über das Denken zutage, die sowohl Erkenntnisse der Psychologie als auch der modernen Neurowissenschaften vorwegnehmen.

Ein Beispiel hierfür ist das Konzept des *qi*, der rätselhaften Lebensenergie, das in der Chinesischen Medizin eine entscheidende Rolle spielt. Wie wir aus der heutigen Forschung wissen, geht es bei diesem Begriff vor allem um die Kraft der Körpersteuerung, wie sie in der Terminologie der westlichen Medizin ganz überwiegend durch die Software unseres Körpers, das vegetative Nervensystem, bewirkt wird. Man könnte *qi* also, etwas verkürzt, als die Funktionsbereitschaft eines Gewebes oder Organs bezeichnen, die durch das vegetative Nervensystem erzeugt wird. Und diese Funktionsbereitschaft kann man natürlich auch im eigenen Körper spüren. Jeder weiß, wann die eigenen Muskeln aufgeladen und funktionsbereit sind oder wann man sich umgekehrt zu nichts aktivieren kann. Es ist also eine funktionelle Kraft, deren Aktivierung man im eigenen Körper als Druck-, Zug- oder Fließgefühl erleben kann. Das *qi* im Körper des Menschen wird in den alten Schriften als »immaterielle Wirkkraft« beschrieben. Auch Nervensignale lassen sich nicht in die Hand nehmen – so betrachtet sind sie also genauso »immateriell« und dennoch wirksam. Wenn wir diesen Informations- und Datenfluss im Menschen aber verändern und die

Kräfte etwa des Nervensystems, der Hormone, der Blutzellen und des Stoffwechsels und vieler anderer Funktionen wieder richtig einstellen könnten, hätten wir einen erheblichen Schritt zur Steuerung der Selbstheilung gemacht.

Im Zusammenhang mit dem *qi* müssen wir auch noch einmal auf die Akupunkturpunkte und die Leitbahnen zurückkommen. Die Akupunktur ist – westlich betrachtet – ein Beispiel für eine vegetative Reflextherapie, eine Therapie, die über die »Nervenkraft« wirkt. Chinesisch-medizinisch erklärt, beeinflusst die Akupunktur den *qi*-Fluss zwischen der Tiefe des Körpers und seiner Oberfläche, aber auch entlang der Leitbahnen.

Für die Medizin ist die Herkunft ihrer Heilmethoden zweitrangig. Der verantwortungsvolle Arzt wird seine Weltanschauung – ob aus Ost oder West – nie über das Wohl der Patienten stellen. Über jeder weltanschaulichen oder philosophischen Erkenntnis steht ganz einfach der Wirknachweis: Nur was wirklich hilft, ist wirkliche Medizin! Und die praktischen Erfolge der Chinesischen Medizin haben mich über Jahre hinweg täglich ähnlich überrascht wie meine Patientinnen und Patienten, die nach der ersten Behandlung wieder aufrechter und »ganzer« durch die Tür gehen können.

Deshalb stellt sich eine Frage, die so alt ist wie die Heilkunst selbst: Brauchen wir eine neue Medizin? Die Antwort war zu allen Zeiten gleich: ja, natürlich. Schon immer konnte die Medizin nicht alles »heilen«, waren Ärzte machtlos, Patienten hilflos und alle zusammen ratlos. Denn jede Medizin hat für sich genommen ihre Grenzen, die westliche ebenso wie die östliche. Aber zusammen haben sie eben viel weniger Grenzen, und deshalb sollten wir nicht einfach so weitermachen, sondern voneinander lernen.

Diese neue Medizin könnte aus einer Kombination der Medizin aus dem Westen und aus Asien bestehen, einer Kombination von Hardware- und Software-Medizin. Wir wollen sie die *Medi-*

zin der zwei Welten nennen. Wenn ich über den Begriff der Medizin der zwei Welten spreche, dann meine ich damit nicht nur eine Vision für eine bessere Medizin, sondern auch eine Art Auftrag an uns als Ärzte und die Medizin, sich aufeinander zuzubewegen. Deshalb betone ich in diesem Buch eher die Gemeinsamkeiten, das, was den Westen und Asien verbindet.

Wir sind in unserem Institut so weit, dass wir die Forderung an uns stellen, dass sich mindestens eines der Symptome des Patienten nach der Behandlung um mindestens 80 Prozent gebessert haben sollte. Wir erreichen das bei den meisten Patienten, in etwa bei 95 Prozent, und festigen dieses Ergebnis durch die Folgebehandlungen.

Ich lade Sie nun also gewissermaßen auf eine Reise in Ihren Körper und in Ihr Inneres ein. Dabei werden Sie nicht nur etwas über Ihren Körper und die Medizin erfahren, sondern auch über seine Intelligenz, die Rolle der Intuition und wie man sie am besten nutzt, sowie Weitergehendes über die mächtigen Urkonflikte, die unsere Beziehungen seit Jahrtausenden prägen und uns krank oder glücklich machen können.

Fahrplan von Europa nach China

Nun müssen wir noch eine erste Routenplanung für unsere Reise erstellen: An welchen Stationen werden wir haltmachen, was gibt es da zu sehen und worauf können wir uns einstellen? Wir haben unsere Entdeckungsreise in zwei große Teile gegliedert, und beide haben eine eigene Bedeutung für das Kennenlernen der Chinesischen Medizin.

Im ersten Teil geht es um China, sein Weltbild, sein Menschen- und Körperbild, und um die Besonderheiten einer genialen Heilkunst, der Chinesischen Medizin: Da entdecken wir die Grundbegriffe *yin, yang* und Wandlungsphasen, und wir lernen die Menschen und die Welt, in der sie aus (alt-)chinesischer Sicht leben, aus einem anderen Blick kennen.

Der zweite Teil ist dann etwas für Menschen mit einem Gespür für das Atmosphärische, für das, was zwischen den Menschen schwingt und allein schon durch die Worte hindurch erfühlbar ist, selbst wenn wir die Gesichter und die Stimmen nicht wirklich sehen oder hören können. Ich lade Sie nämlich zu einem Rundgang durch das Herzstück meiner Arbeit, unser Institut, ein. Dort bekommen Sie einen Eindruck von der Atmosphäre und dem Handeln, das sich dort täglich ereignet. Dazu hat eine Augen- und Ohrenzeugin fast wörtlich mitgeschrieben, was sie an einem Vormittag bei uns erlebt hat. Herausgekommen sind 10 reale Fallbeispiele, die Sie wie in einem Dokumentarfilm erleben können, mit den dazugehörigen Geschichten und Symptomen sowie mit einem Teil ihrer Therapie.

Aber Sie möchten jetzt sicher etwas über den Ablauf im Einzelnen erfahren.

Also zuerst mal zum ersten Teil.

Es geht um China. China – was für ein Wort! Machen Sie sich einmal eine Vorstellung davon, wie groß China ist. Die Faustformel lautet: China ist viermal Europa. Es hat etwa 1,4 Milliarden Einwohner, 56 anerkannte Völkerschaften (Ethnien) mit eigener Sprache, Kultur und sogar eigenen Medizinformen. Es handelt sich dabei ja auch nicht um ein Land, sondern um einen Kontinent. Wir müssen uns also in diesem Buch auf das beschränken, was von übergeordneter Bedeutung ist. Deshalb geht es auf unserer Reise zunächst um das chinesische Weltbild. Denn keine Wissenschaft, und erst recht keine Medizin, kann sich im luftleeren Raum entwickeln. Das ist weder bei uns im Westen so geschehen, noch kann es auf den anderen Kontinenten unserer Erde eine Medizin geben, die den Denkhintergrund, die Sprache, ja die gesamte Auffassung von der Welt außer Acht ließe. Dabei kommen uns zunächst ganz eigentümlich erscheinende Darstellungen zu Gesicht: verschiedene Symbole wie etwa Kreise und Spiralen.

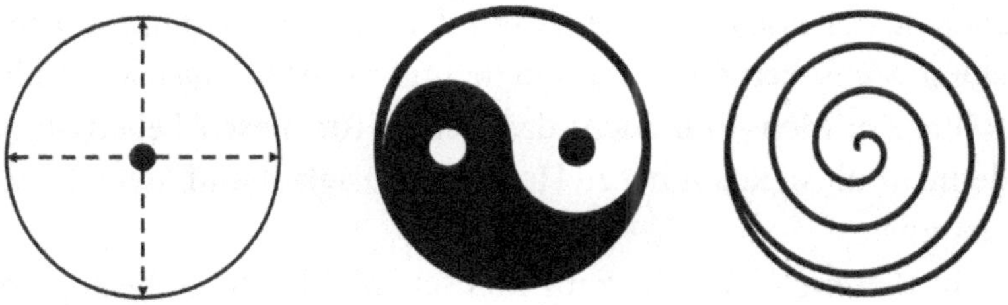

Abbildung 1: Feng-shui-Kompass, yin-yang-Zeichen, Spirale

Man kann durchaus schon spüren, dass sich hinter diesen Symbolen ein Prinzip verbirgt. Nach chinesischer Denkart ist hier tatsächlich ein gemeinsames Ordnungsprinzip wirksam, das alle Einzelerscheinungen der Welt bis ins letzte Detail erzeugt und dessen Kenntnis für den Menschen und die Gestaltung seiner Welt natürlich eine besondere Bedeutung hat. Es hat etwas mit der Steuerung der Abläufe auf der Welt zu tun, und die Begriffe *yin*, *yang*, *dao* und *qi* sind dabei wichtig, sehr wichtig sogar.

An dieser Stelle aber müssen wir achtgeben, dass wir das Thema nicht (wie vielfach üblich) zerreden. Das Grundprinzip der Chinesischen Medizin kann man jedem Menschen durchaus ganz vernünftig näherbringen, und das ist mir natürlich auch deshalb ein Anliegen, weil es um das Miteinander in der Medizin geht, um ein besseres Verständnis füreinander. Es ist übrigens auch die Grundlage unseres Heidelberger Modells der Chinesischen Medizin, dass wir einen der Vernunft zugänglichen Weg in die chinesische Kultur und Medizin weisen, und darauf baut auch dieses Buch auf.

Damit kommen wir im nächsten Abschnitt zum Menschenbild in der Chinesischen Medizin. Die alten Schriften sehen den Menschen in einer Welt, in der er sich behaupten und eine innere Haltung finden muss. Er lebt nicht losgelöst von dem Planeten, auf dem er steht und für den er sich ein Weltbild erschaffen hat, und es gehört deshalb zu den klassischen Menschheitsfragen, welche Rolle der Mensch auf der Welt spielt. Das führt letztlich auch zu der Frage nach dem Sinn der eigenen Existenz, der für jeden Menschen eine Kraftquelle und ein Heilungsfaktor sein sollte. Ein Mensch braucht das Gefühl für diesen Lebenssinn, denn Sinnlosigkeit führt zu Hoffnungslosigkeit und niemals zur Heilung.

In diesem Abschnitt zum Menschenbild geht es besonders um die Veränderungen, die in einem Menschen stattfinden und ihn lebenslang begleiten. Wir werden dazu einen Ausflug in die Bedeutung körperlicher Symptome und ihrer inneren Ordnung unternehmen und dabei genauer darauf eingehen, dass jedes Symptom in der Sprache des Körpers auch eine emotionale Bedeutung hat. In diesem Zusammenhang interessiert uns vor allem das, was wir als Leib-Seele-Kopplung bezeichnen, und darunter fällt natürlich auch der ganze Bereich der Emotionen, deren Gesamtheit wir unseren »inneren Klang« nennen wollen.

Denn nach der chinesischen Denkart erklärt sich das Wechselspiel der menschlichen Emotionen ein wenig anders als bei uns. In westlichen Lehrbüchern der medizinischen Psychologie wird überwiegend davon gesprochen, dass Emotionen die Bewertungen unserer Lebensbeziehungen sind. Die Chinesische Medizin sieht dies aus einem ganz anderen Blickwinkel. Sie sagt, die allerersten Gefühlsregungen kommen direkt aus dem Körper! Wir treten deshalb nicht einfach so, ganz neutral, in eine Situation im Leben ein und bilden dann die Emotionen als Bewertungen. Sondern im Gegenteil: Die Emotionen, die wir schon vorab in uns tragen und die uns aus der Körpersteuerung erwachsen, nehmen wir mit und tragen sie in die Beziehungen unseres Lebens hinein. Deshalb gestalten diese sich jeweils so, wie wir innerlich vorab gestimmt sind. Die Konstitution eines Menschen, seine Bauart, bestimmen daher nach der Chinesischen Medizin auch sein Innenleben und seine Weltsicht.

Die Leib-Seele-Kopplung bestimmt also unser Leben und erst recht unsere Beziehungen. Es ist wichtig, sich diesem chinesischen Gedanken ebenso intensiv wie behutsam zu nähern, und wir fügen daher ein wichtiges Bindeglied zwischen der Chinesischen Medizin und unserem Denken ein, indem wir die Arten und Muster von Beziehungen etwas näher betrachten und das Konzept von den Urbeziehungen und den Urkonflikten des Menschen noch mal näher erläutern.

Wir werden auch etwas mehr über diesen inneren Klang des Leib-Seele-Apparates lernen, nämlich, welche Bedeutung er dafür hat, dass wir den richtigen Lebensweg gehen. Wenn wir uns nämlich – so der chinesische Gedanke – von den von außen einwirkenden Einflüssen alleine leiten lassen, dann führt das zu Krankheit und Unzufriedenheit. In der Folge können wir unseren eigenen inneren Klang nicht mehr richtig wahrnehmen und werden allzu sehr von unseren nicht immer ganz gesunden Beziehungsmustern bestimmt. Dann wird unser innerer Klang allmählich unharmonisch, und wir beginnen manchmal, das intuitive Gefühl für den richtigen Lebensweg zu verlieren. Es kann durchaus sein, dass Sie an dieser Stelle das Bedürfnis nach einem Moment der Stille entwickeln – zum Nachspüren. Denn Nachspüren, das ist bekanntlich die höhere Form des Nachdenkens.

Im zweiten Teil geht es dann um die Grundlagen des Handelns, konkret um unsere Vorgehensweise in der Chinesischen Medizin und warum und wie sie funktioniert. Wir machen dazu einen Ausflug in unser Heidelberger Institut, in die Praxis der Chinesischen Medizin. Ich werde Ihnen vorstellen, wie wir praktisch arbeiten, und dabei insbesondere auf die bereits erwähnten 10 realen Fallbeispiele eingehen. Dabei kommen auch einige Untersuchungsverfahren zur Sprache, die wir täglich verwenden.

Am Ende unserer Reise in die Welt der Chinesischen Medizin und die Praxis meines Heidelbergers Instituts werden Sie, so hoffe ich, ein ähnliches Gefühl haben wie ich: Wir können mit dieser Medizin der zwei Welten sehr viel gesünder leben, und wir können und dürfen sogar von einer Heilung in allen drei Dimensionen sprechen: der Heilung des Symptoms, des emotionalen Gleichgewichts und des inneren Lebenswegs als einem kraftspendenden, aus dem Inneren kommenden Sinngefühl.

Selbstbild: Wie ich zur Chinesischen Medizin gekommen bin

Es war an einem eiskalten Wintertag irgendwo in der norddeutschen Tiefebene, es schneite und regnete, und der Wind peitschte uns in die Gesichter. Wir sollten lernen, das Recht und die Freiheit des deutschen Volkes tapfer zu verteidigen, so hieß das damals im Gelöbnis. Es war im Winter 1980, ich war 18 und hatte gerade den Wehrdienst begonnen.

Da bekam ich Fieber, Schnupfen, Kopfweh, ich spürte den Puls in meinen Nebenhöhlen klopfen, war wie benebelt, sehr schwach und der Kopf fühlte sich nicht mal eben seit zwei, drei Tagen, sondern seit Wochen an, als würde er platzen. Natürlich will man das erst mal nicht wahrhaben und einfach wegdrücken. Man hat gerade angefangen mit einer neuen Aufgabe, und da will man durchhalten und nicht aus der Reihe tanzen. Also macht man weiter. Doch eines Tages konnte ich die körperlichen Anforderungen nicht mehr bewältigen und meldete mich krank. So wurde ich einem Stabsarzt, dessen Namen ich nie vergessen, aber lieber nicht mitteilen werde, vorgestellt.

Dieser Arzt veränderte mein Leben.

Er diagnostizierte eine Nasennebenhöhlenentzündung, gab mir ein paar wenig wirksame Medikamente und schickte mich zurück in Schnee und Eisregen. Es geschah, was geschehen musste, denn unter solchen Bedingungen heilt eine solche Entzündung nicht aus. Meine Beine wurden schwach, mir wurde schwindelig, und mein Zustand verschlechterte sich, ich fiel um, raffte mich auf, marschierte weiter – und wurde wieder dem Arzt übergeben. Der schien genervt, schaute mich nicht weiter an, verordnete mir Bettruhe und nötigte mich zum Verbleib in der Kaserne. Und das ausgerechnet an dem Wochenende, an dem ich nach langer Zeit meine Freunde wieder hätte sehen können, darunter eine junge Dame. Der Verlust dieses Wochenendes bereitete mir Schmerzen. Das sah der Arzt genau. Und sagte: »Siehste! Das hast du davon, wenn du dich krankmeldest!«

Also lief ich weiter, unter erschwerten Bedingungen. Bei einem Gepäckmarsch tropften mir plötzlich Blut und gelbgrüner Eiter aus der Nase, der Schädel schien zu bersten. Ich brach am Boden zusammen und blieb liegen. Zur Stelle war ein anderer Arzt, der meinen Zustand besser einschätzte.

So endete diese Geschichte vorerst mit kritischen Fragen der Vorgesetzten an den ersten behandelnden Arzt. Und mit mir als chronisch Krankem. Und einem Entschluss.

Ich hatte diese »Therapie« und auch die Behandlung als Person als so niederdrückend und traumatisierend erlebt, dass ich beschloss, selbst Arzt zu werden. Ich wollte das besser machen. Weil ich schmerzhaft zu spüren bekommen hatte, wie es ist, in dieser Weise ausgeliefert und ohnmächtig zu sein. Denn als Kranker ist man wehrlos, abhängig und auf Hilfe angewiesen. Diesem Ausgeliefert- und Abhängigsein wollte ich später im Leben etwas entgegensetzen.

Also begann ich, Medizin zu studieren. Obwohl ich das ursprünglich nicht gewollt hatte.

Denn ich kam aus einer Welt des Klangs. Der Klang und die Musik waren von Haus aus mein Leben und sind es auf eine besondere Weise noch immer. Im Chinesischen, um dessen Heilkunst es mir hier geht, ähneln sich sogar die Schriftzeichen für *Medizin* und *Klang*.

Diese Ähnlichkeit kommt nicht von ungefähr und hat nach meinem Empfinden auch eine tiefere Bedeutung. Wenn man das rechte Zeichen für Klang ein wenig länger betrachtet, kann man auch ohne Chinesischkenntnisse ein harmonisches und sich doch bewegendes Zusammenwirken erfühlen, ganz so wie

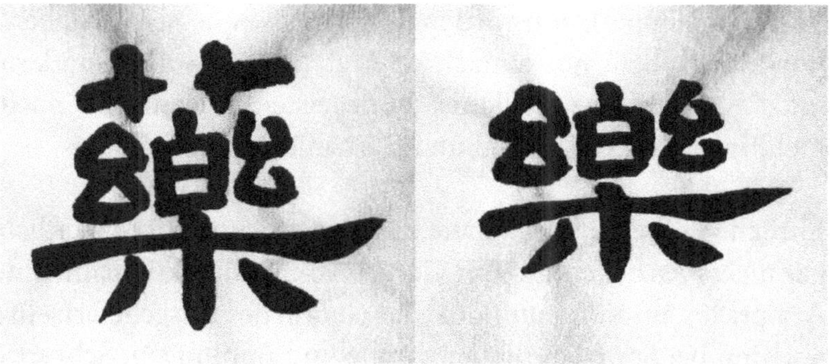

Abbildung 2: Die alten Schriftzeichen für Medizin (links) und Klang/Musik (rechts)

ein Orchesterklang, den man in einem Bild erfassen möchte. Das linke Zeichen für Medizin unterscheidet sich davon nur in den beiden hinzugefügten Kreuzen, die im Chinesischen für das Wort Gras stehen. Man könnte also sagen, dass der Klang unter einer Oberfläche verdeckt ist und die Medizin dieses Zusammenklingen unter der Grasnarbe harmonisieren soll. Für mich ist das ein Bild dafür, dass man in der Medizin die unter der Oberfläche verborgenen Klänge der Funktionen des Körpers und der Emotionen erkennen soll. Der innere Klang eines Menschen, und so wollen wir das fortan in diesem Buch verstehen, ist also eine Art innere Atmosphäre, ein Lebensgefühl aus untergründigen, verdeckten Emotionen und der Körperwahrnehmung.

Nun kann man chinesische Schriftzeichen sehr unterschiedlich verstehen und interpretieren, aber in diesem Buch soll es um den häufig verborgenen Zusammenhang zwischen Körpergefühl, Emotion und Heilung gehen. In meinem persönlichen Leben gibt es ihn auf jeden Fall.

Deshalb muss ich noch weiter in die Vergangenheit zurückgehen, nämlich zu meiner Herkunft aus einer musikalischen Familie und dem inneren Ringen im Leben um das, was man

Berufung nennt. Dann wird man noch etwas besser verstehen, warum ich nicht nur einfach so Arzt werden wollte, sondern mich auch für eine Heilkunst zu begeistern begann, die noch mehr mit Intuition, Gefühl und Humanismus zu tun hat.

Ehrlich gesagt: Für mich hatte die Medizin zunächst eigentlich gar nichts Anziehendes. Der Geruch von Desinfektionsmitteln. Arztpraxen im Kunststofflook, das Gefühl des Ausgeliefertseins als Kind bei Spritzen, Blutentnahme und Impfungen. Schrecklich!

Die Freunde meiner Kindheit und Jugend wollten auch nicht Ärzte werden, und die Mitschüler, die es werden wollten, waren eher die Langweiler und Streber. Biologieunterricht: langweilig vorgetragen von einer demotivierenden Lehrerin. Chemieunterricht: wie Valium. Alle Naturwissenschaften an meinem musisch ausgerichteten Gymnasium: in der Oberstufe abgewählt wie unnötigen Ballast. Mit einer Ausnahme: der Physikunterricht von Herrn König, weil er es verstand, das Ohmsche Gesetz, die Gesetze der Hebel und des Auftriebs so anschaulich und lebensnah darzustellen, dass ich für die Naturwissenschaft nicht komplett verloren ging.

Mein Leben bestand aus ganz anderen Dingen. Dazu zählte alles, was mit Musik, mit Worten, mit unseren Hunden und mit einem alten Bauernhof zu tun hatte. Diesen Bauernhof hat mein Vater vor mehr als 50 Jahren in einem einsamen Hochtal der Provence erworben. Er liegt inmitten einer fast unberührten und wilden Gegend, weit und breit keine größeren Städte, keine Hotels, kein Tourismus. Ich war gerade einmal sechs Jahre alt, als wir begannen, ihn wiederaufzubauen. Hier verbrachten wir alle Ferien.

Die Bauernkinder der Region und die Kinder der Handwerker auf dem Hof wurden zu meinen Spielkameraden, mit denen ich Höhlen baute, Staudämme errichtete, mit langen Ruten schlafende Siebenschläfer aufstöberte oder Forellen mit den Händen fing. Ganz nebenbei lernte ich die Heilkräuter der Region kennen. Lindenblüten, Lavendel, Thymian, Rosmarin und Zitronenmelisse für den Alltag und bei manchen Erkrankungen zu verwenden, das war dort ganz normal.

Mein Vater war ein begeisterter Hobbybotaniker und Hobbybiologe. Er liebte Pflanzen und sammelte sie mit großem Eifer. In den ersten Jahren machte er jeden Morgen einen langen Spaziergang durch unser Tal. Wenn ich es fertigbrachte, früh genug aufzustehen, begleitete ich ihn bei diesen Spaziergängen. Da konnte es mitunter passieren, dass wir eine halbe Stunde vor wilden Orchideen oder verschiedenen Arten von Lavendel verbrachten. Wir ordneten sie nach Geschmack, Duft und Größe, oder wir verglichen den Geruch des Thymians, den man in den Händen zerreiben konnte, mit seinem Duft vom Vortag. Sonne, Wetter und Wind beeinflussen die Pflanzen in ihrem Duft, ihren Inhaltsstoffen und ihrer Gestalt – man kann das richtiggehend sinnlich erfahren. Die Wirkkräfte dieser Pflanzen nutze ich immer noch: In der Chinesischen Medizin ist die Pflanzenheilkunde elementar, und in unserem Garten in der Provence entstand später dann auch der erste Heilkräutergarten für chinesische Pflanzen in Europa.

Die Erlebnisse in der Kindheit auf diesem Hof prägen mich bis heute. Während der Schulzeit sehnte ich mich nach diesem Ort der Natur, der Ferien und der Freiheit zurück, und ich tue es noch heute.

Neben der Schule lernte ich, ganz ordentlich Flöte zu spielen, das Waldhorn zu blasen, ein wenig Klavier, Teekistenbass, Waschbrett, Trompete und natürlich Gitarre. Gitarre spielen zu können, leistet hervorragende Dienste, wenn es darum geht, sich als Jugendlicher vorsichtig in den Mittelpunkt des Geschehens zu bewegen und dabei seine ersten unbeholfenen Flirtversuche zu machen.

Während meiner Gymnasialzeit war ich in allen möglichen musikalischen Arbeitsgemeinschaften, unter anderem in zwei

Orchestern, zwei Schulchören, dem Chor der Jeunesse musicale sowie dem Bremer Domchor. So lernte ich das Repertoire der Kammer- und Kirchenmusik vom Mozart- über das Brahms- und Verdi-Requiem und viele andere Werke kennen, und ich kann sagen: Das war meine Welt. Dabei wurde ich von zu Hause aus sehr unterstützt, denn meine Mutter war eine hervorragende Sopranistin, und sie gab ihren Glauben an die Musik als Kraftquelle und inneres Rüstzeug an uns Kinder weiter. Zu dieser musikalischen Welt meiner singenden Mutter gehörte dann auch alles Weitere, was zu einer guten Sängerin gehört. Ganz besonders die Schulung des Atems und des Körpergefühls sowie die Ausdauer beim Üben. Musikalität war für sie kein Hobby, sondern ein Lebensstil, der sich bis in die Sprache hinein fortsetzte. Heute geht sie auf die neunzig zu und ist in Alltagsdingen manchmal schon vergesslich. Aber von den Gedichten, die in den Kunstliedern vertont wurden, kann sie noch Dutzende fehlerfrei zitieren. Unter diesem steten Einfluss galt für mich damals wie heute: Die Welt ist Klang.

Mein Vater hingegen hatte eine starke naturwissenschaftliche Begabung und erwarb eine Reihe von Gebrauchsmustern und Patenten für Geräte im Bereich der Optik, die er abends bei einem Glas Wein oder in der Sauna auf Millimeterpapier zu entwerfen pflegte. Er war ein kluger Mann. Und an meinem 14. Geburtstag schlug er mir einen für mein weiteres Leben wichtigen Deal vor.

Mit fast 15 war mein Vater zum Dienst an einer Flugabwehrkanone eingezogen worden und hatte im Verlauf einer unglaublichen Geschichte am Ende als Marinekampfschwimmer den Zweiten Weltkrieg überlebt, mit Zwischenstationen als Militär-Hilfspolizist der englischen Armee und als Deserteur versteckt auf einem holsteinischen Bauernhof.

Seine Haupterkenntnis aus diesem Weg war, dass man nur überlebt, wenn man sich vollkommen unabhängig vom Mainstream macht: Von der Schulklasse, den Weisungen der Lehrer, den politischen Umständen, im Grunde sogar vom Rest der Menschheit. Er wollte, wie er sagte, den Weg der Lemminge meiden, jener Tiere also, die sich bei Nahrungsknappheit gemeinsam über die Klippen ins Meer stürzen.

Der Handel mit meinem Vater lautete folgendermaßen: Ich sei nun alt genug und könne tun und lassen, was ich wollte – insbesondere in der Schule. Er würde mir alle notwendigen Entschuldigungen und jeden entsprechenden Schutz zukommen lassen. Dafür müsse ich versuchen, ein Zeugnis mit einem Schnitt besser als 2,0 nach Hause zu bringen, eine Benotung, die damals noch nicht so häufig war wie heute. Dieses Angebot schien perfekt auf mich zugeschnitten, es war das Angebot meines Lebens, und ich willigte ein.

Im Nachhinein kann ich meinem Vater hierfür nicht genug danken, denn diese Form der Unabhängigkeit hat mir später bei meinem Weg durch die Medizin sehr geholfen. Zu tun, was richtig ist, eben weil man selbst es als richtig empfindet, und dabei Widerstände in Kauf zu nehmen und auszuhalten – diese Fähigkeit verdanke ich ihm.

In einer Welt der Klänge zu leben und sich die Unabhängigkeit zu bewahren, ist also ein wichtiges Erbe meiner Familie. Und das sollte sich in besonderer Weise auf mein Verständnis von Medizin auswirken. Die Chinesische Medizin spricht ja, ganz anders als die Medizin des Westens, vom »inneren Klang« eines Menschen. Dieser Klang entsteht aus der Vielzahl seiner Gefühle, die wie die Stimmen und Instrumente in einer Symphonie harmonieren, und ihrer Kopplung mit dem Erleben und Fühlen der Körperfunktionen, der Atmung, dem Stimmklang und dem Sprachgebrauch.

Diesen Klang in seinen feinen Nuancen wahrzunehmen, wurde später zu einer wichtigen Grundlage meines Berufes. Es ist ein bisschen wie bei Musikern, die Farben sehen, wenn sie Töne hören, und Klänge geradezu körperlich empfinden. Manche halten das für eine übersteigerte Form der Wahrnehmung, aber für mich war das immer selbstverständlich. Da war die Hinwendung zu einer Medizin, die sich nicht nur für die bloße materielle Existenz, sondern auch für die feinen Schwingungen interessiert, fast unumgänglich.

Meine letztendliche Entscheidung für das Medizinstudium ergab sich aus zwei Schlüsselerlebnissen. Der unsägliche Stabsarzt, der meinen Wunsch geweckt hatte, auch Mediziner, aber ein besserer werden zu wollen, war die eine Seite der Medaille.

Die andere waren meine positiven Erfahrungen mit den guten Ärzten, die uns umgaben. Unser Hausarzt beispielsweise war ein enger Freund der Familie und fast wie ein Verwandter, wir verbrachten Wochenenden und Ferien miteinander. Er war ein von starken ethischen Grundsätzen geprägter Mensch, eifrig, fleißig, geduldig, ein aufrechter Humanist, der nicht nur in medizinischen Fragen ein guter Gesprächspartner und Ratgeber war. Oder mein Onkel, der ein wissenschaftlich sehr erfolgreicher Arzt ist.

Wer mit so guten Erfahrungen dem oben geschilderten Truppenarzt begegnet, erlebt besonders krass, wie ein Arzt eben auch sein kann. Hier ein menschlicher Wegbegleiter und dort ein dumpfer, allzu bürokratischer Pflichterfüller, zudem ohne den medizinisch notwendigen Sachverstand, mit offensichtlichen menschlichen Defiziten.

Die Entscheidung, welche berufliche Laufbahn man einschlägt, gehört zu den wichtigsten Weichenstellungen im Leben. Viele Berufe sind nur ein Job, mit dem man eben sein Geld verdient – wer aber etwas aus dem Herzen heraus Kommendes leisten möchte, braucht echte Hingabe, und die lässt sich nur erreichen, wenn man auch die starke innere Neigung verspürt, sein Leben mit diesem Beruf zu verbringen.

Ein Beruf sollte also immer etwas mit Berufung zu tun haben. Für mich ist es die Hingabe, die aus dem Gefühl der inneren Berufung entspringt, die einen Arzt ausmacht und ihn zu mehr als einem Technokraten und Rädchen im Getriebe der Medizin-Industrie werden lässt. Dieses Gefühl der Berufung ist verbunden mit dem Drang, zu lernen, wie man das Wesen eines Menschen verstehen und die Kunst der Wahrnehmung schulen kann. Wer ist dieser Mensch, den ich als Patienten vor mir habe? Wie erkenne ich ihn, seine Symptome, seine Emotionen, sein Wesen, seine innere Natur? Wer so betrachtet in einer Art höherem Auftrag handelt, vergisst immer mehr seine eigenen Bedürfnisse, findet in dem Beruf seinen Lebenssinn, entwickelt sich weiter und geht in ihm auf.

Der Arztberuf ist überaus fordernd. Er beginnt mit einem faszinierenden, doch sehr anspruchsvollen Studium und führt über viele Nächte im Neonlicht von Notaufnahmen und Krankenstationen schließlich irgendwann dazu, dass man auf die Welt und die Patienten »losgelassen« wird. Leider kann es durch diese Form der Ausbildung zu einer Art Gehirn- und Seelenwäsche kommen. Der sich herausbildende Arzt droht sich dann so zu verändern, dass er sich von den Menschen und sogar von sich selbst entfernt. Man ist flammenden Herzens gestartet, hat eine Eins nach der anderen geschrieben, mit einem fast romantisch verklärten Traum von einer Zukunft im weißen Kittel – und endet dann als fast schon emotionaler Autist in einer Maschinerie. Dabei ist eine positive innere Entwicklung, gerade auch in seelischer Hinsicht, für den Arzt unerlässlich, denn die Fähigkeit, emotional echt und aus dem Inneren heraus glaubwürdig zu sein, ist schließlich die Voraussetzung einer heilenden Arzt-Patienten-Beziehung.

Ich wollte also ein guter Arzt werden, und so verließ ich meine nordisch-hanseatische Heimatstadt Bremen und ging zum Studium nach Heidelberg, einer Stadt der Medizin und der Wissenschaft, die meine Heimat werden sollte. Das war anfangs nicht ganz leicht, denn der Eintritt in die naturwissenschaftlich-medizinische Welt ließ mich natürlich die Welt der Musik, meiner Sprache des Herzens, vermissen.

Doch bald trat ich dem Studentenorchester der Universität und dem Ärzteorchester Heidelberg bei und begann auch gleich, mich in der örtlichen Kirchenmusikszene zu engagieren. So entwickelte sich eine Art Parallelwelt: Auf der einen Seite die Anatomie, die Fächer Chemie, Physik, Biochemie, und auf der anderen die Welt der klassischen Musik. Diese beiden Welten sprachen mich gleichermaßen an, was auch daran gelegen haben mag, dass ich nun Dozenten fand, die ihr Fach leidenschaftlicher betrieben als so manche meiner Lehrer an der Schule. So fand ich mich nach kurzer Zeit als begeisterter Medizinstudent wieder, während mich gleichzeitig die Musik und vor allem der Gesang in ihren Bann zogen: Ich wurde Doppelstudent in Medizin und Musik und begann, dafür zwischen Heidelberg und Baden-Baden zu pendeln.

Allerdings wurden meine musikalischen Ambitionen durch regelmäßig wiederkehrende Nebenhöhlenentzündungen unterbrochen. Im Verlauf meiner Karriere als Patient wurde ich fünf Mal an der Nase operiert, unzählige Male wurden mir die Kieferhöhlen punktiert, wiederholte Gaben von Antibiotika und Kortison wechselten einander ab – leider alles ohne wesentliche Linderung. Hier waren übrigens keineswegs schlecht qualifizierte, unfreundliche oder desinteressierte Behandler am Werk, sondern die jeweils besten Spezialisten, die es in verschiedenen Städten mit verschiedenen Operations- und Behandlungsmethoden gab. Schließlich erklärte mir ein Operateur meiner Nase, ich müsse nun mit diesem Schwachpunkt leben. Dauerhafte Linderung oder gar Heilung seien nicht in Sicht. Ich solle mein Gesangsstudium lieber aufgeben.

Diese Nachricht war für mich eine Katastrophe. Ein Aus – das konnte ich nicht akzeptieren. Es war erschütternd, die Grenzen der Medizin so hart zu spüren zu bekommen. Und so begann ich, nachdem ich alles probiert hatte, was die westlich-naturwissenschaftliche Methode hergab, auch nach anderen Lösungen zu suchen. Über eine ganze Reihe von Jahren hinweg suchte ich nach jeder Möglichkeit, Neues zu erfahren und auch die Grenzbereiche der Medizin kennenzulernen, immer auch auf der Suche nach guten Mitteln gegen die wiederkehrenden Entzündungen.

Das Immunsystem zu studieren war mir besonders wichtig, und tatsächlich habe ich recht früh angefangen, wissenschaftlich zur Steuerung der Abwehr durch das Nervensystem zu arbeiten.

Doch auf der anderen Seite waren da, am eigenen Leib erfahren, die Verzweiflung und der Zweifel über die Misserfolge aller Therapieanstrengungen. Wenn man so will, habe ich also als Patient die Medizin studiert – und als Patient sieht man die Dinge häufig anders. Erst später, in der Berufspraxis, lernte ich einen Aspekt der Medizin kennen, den man als Mangel an Diagnose bezeichnen kann. Anfangs konnte ich es kaum glauben, aber anhand meiner eigenen Erfahrung, sowohl als Patient wie später als Arzt, fand ich das bestätigt: Die Grenzen der Medizin sind uns viel näher, als uns das bewusst ist. Wir glauben so sehr an die Medizin, ihre Möglichkeiten und Fähigkeiten, dass wir uns kaum eingestehen wollen, wie oft sie danebenliegt.

Ich habe im letzten Kapitel bereits deutlich gemacht, wie wichtig die richtige und gute Diagnosestellung ist und wie sehr westliche und östliche Medizin sich gerade in diesem Bereich wirksam ergänzen. Als Student lernte ich natürlich zunächst die westliche Diagnosestellung mit ihrem Fokus auf normierte Messwerte kennen – und es war für mich ein Schock, als ich bemerkte, dass dabei viele Patienten mit teils chronischen Beschwerden durchs Raster fielen.

Wenn Sie also zu den Menschen gehören, die wie ich seinerzeit mit meiner chronischen Nebenhöhlenentzündung, lange auf Hilfe warten oder eine Diagnose haben, bei der die Therapie überhaupt keine Wirkung zeigt, dann sollten Sie versuchen, einen Arzt zu finden, der gut ist und also das Wichtigste kann:

Diagnose, Diagnose und noch mal Diagnose! Mir persönlich hat schließlich Dr. He, ein chinesischer Arzt, sehr geholfen. Er war ein Meister der Chinesischen Medizin und arbeitete an einem Forschungsinstitut in Heidelberg. Ich habe ihn während des Studiums in einem kleinen Arbeitskreis kennengelernt, der sich seinerzeit im Institut für Immunologie in einem Hinterzimmer traf.

Mit seiner Hilfe verschwand nicht nur meine chronische Nebenhöhlenentzündung, er wies mir auch die Richtung zur Chinesischen Medizin. Über mehrere Jahre hinweg trafen wir uns beinahe täglich, und er vermittelte mir die entscheidenden Einsichten über diese unglaubliche Kunst, Körper und Seele im Einklang zu halten.

Damit war er nicht der Einzige: Ich hatte auf meinem Weg in die Alternativmedizin viele Lehrer, die mich entscheidend prägten, und einige davon werde ich im Folgenden vorstellen und ihre Bedeutung für mich erklären. Denn die Studienzeit und die Zeit der Facharztausbildung sind wie die Lehr- und Wanderjahre der alten Handwerksgesellen: Man zieht von einem Lehrer zum anderen und lernt viele Techniken. So bildet sich allmählich ein Berufsweg heraus, in dem sich die Kunst der verschiedenen Meister widerspiegelt. Wenn ich heute diese Zeit betrachte, dann erscheint es mir fast ein wenig wie eine besondere Fügung, dass ich eine ganze Reihe großer Begegnungen hatte, in denen außergewöhnliche Lehrer mir außergewöhnliche Erfahrungen vermittelt haben.

Ich erinnere mich noch genau an jenen Montagmorgen, an dem ich zum ersten Mal durch die Universität schlenderte. Ich hatte noch nicht einmal mein erstes Zimmer bezogen – es lag unter dem Dach eines Handwerkerhauses und hatte keine Heizung –, und mein gesamter Hausstand passte in einen Fiat Panda allererster Bauart. Als ich das Auto vor der Uni geparkt hatte, nahm ich mein Waldhorn heraus – ein großes, wertvolles Instrument –

und trug es sicherheitshalber mit mir durch die Gänge der Hörsaal- und Laborgebäude. Da pflückte mich ein Herr aus dem Strom der Studenten heraus und sagte: »Sie da, kommen Sie mal!« Er war Professor der Physiologie sowie Leiter des Ärzteorchesters und freute sich, mit dem Waldhorn und mir die Besetzung seines Orchesters komplettieren zu können. Ich wollte dieser etwas direkten Werbung erst einmal entkommen und hatte auch einige Ausreden parat. Die wichtigste war, dass ich keinerlei Platz zum Üben hätte. Offenbar wirkte ich als Erstsemester mit meinem Instrument unterm Arm so harmlos, dass der gute Mann mir ohne Umschweife den Schlüssel für einen Übungsraum anbot. Ich nahm dankend an, es ging kaum anders, und begann in den tiefen Kellern des Instituts für Physiologie meine gewohnte Übung am Horn.

Nach einer knappen Viertelstunde klopfte es zaghaft an meine Tür. Ein älterer Student trat ein, rückte seine Brille zurecht und fragte sehr höflich, ob es mir möglich sei, woanders zu üben oder vielleicht leiser? Er kam aus dem Nachbarzimmer. Und dort lernte eine Gruppe angehender Homöopathen die Kunst der Potenzierung, des Gleichheitsprinzips und vieler anderer Dinge. Ein erfahrener Arzt der Homöopathie war dort als Lehrbeauftragter tätig und hielt im Institut für Physiologie seine Kurse ab. Ich erkannte: Es gab hier offenbar kein Entrinnen; es musste ein Kompromiss gefunden werden. So ließ ich mich schließlich überreden, dieser Gruppe beizutreten, womit auch das Üben ein Ende fand. Schade eigentlich.

Hier nun, in diesem Kellerraum wurde um jedes Mittel gerungen, und diese kleine Gruppe von Sonderlingen war rührend und interessant zugleich. Sie und ihr Mentor haben mich ein dauerhaftes Interesse an der Homöopathie gelehrt.

Ich habe die Homöopathie mit viel Eifer studiert und alle möglichen Erfahrungen mit ihr gemacht. Die wichtigste: In den ersten acht Jahren, also bis weit nach dem Ende meiner Studienzeit, ließ sich ein Erfolg nicht wirklich reproduzieren. Mal klappte etwas, mal klappte nichts. Und so folgte einer Phase heißer Bemühung oft herbe Ernüchterung. Die Homöopathie wird seit ihrer Entstehung vor über 200 Jahren kontrovers diskutiert. Ein Problem liegt darin, dass die homöopathischen Mittel manchmal so verdünnt, also potenziert sind, dass sich kein einziges Molekül der Ausgangssubstanz in dem Mittel findet. Man kann sich deshalb schwer vorstellen, dass die Mittel so noch eine Wirkung entfalten können, und als reiner Wissenschaftler möchte ich deshalb die Methode der Homöopathie am liebsten ablehnen! Es erscheint mir schwer, an eine Wirkung zu glauben, wenn das Ausgangsmittel nicht mehr vorhanden ist. Als Arzt aber habe ich eine Reihe guter Erfahrungen mit der Methode gemacht, dass ich mir einen Beweis ihrer Wirksamkeit dringend herbeiwünsche. Die Beweislage ist bei Weitem nicht so schlecht, wie häufig verlautbart. Heute wissen wir, dass Homöopathie eine Behandlungsform ist, die durchaus Heilerfolge erzielen kann.[4] Uneinigkeit herrscht aber über ihren Mechanismus, über die Art ihrer Wirkung. Ist sie ein geniales Placebo oder beruht die Wirkung auf dem eingesetzten Mittel? Diese Frage lässt sich bis heute nicht klären. Es schlagen also zwei Herzen in meiner Brust. Der Wissenschaftler in mir sagt: Das kann doch nicht gehen! Und der Arzt in mir sagt: Aber nützlich ist sie vielleicht doch!

Eines habe ich durch die Lehre der Homöopathie ganz sicher gelernt, nämlich das genaue Hinsehen, das Eingehen auf jedes Symptom des Patienten und auf die Eigenheiten der Beschwerdebilder. Dadurch entsteht eine wunderbare Kommunikation zwischen dem Patienten und dem Behandelnden. Die Homöopathie nimmt alle Aspekte des Patienten ernst, man kann darüber miteinander reden, forschen, nachdenken.

Suggestive Effekte wie der Placeboeffekt treten gerade dann vermehrt auf, wenn der Patient dem Arzt die Heilung zutraut, wenn er Vertrauen hat und deshalb automatisch bewusste und unterbewusste Funktionen des Gehirns verändert. Solche Effekte treten übrigens immer auf, gleichgültig, ob wir nun Aspirin oder ein Homöopathikum verwenden. Man kann bei einem vertrauensvollen Verhältnis zwischen Arzt und Patient den Placeboeffekt also gar nicht vermeiden: Es gibt keine placebofreie Medizin. Als Mensch und Humanist nehme ich ihn daher demütig und dankbar an.

Es gibt folglich keinen besonderen Grund, die Homöopathie völlig abzulehnen. Dies gilt natürlich nur, wenn sie in ein medizinisches Gesamtkonzept eingebunden ist, in dem sie eine ihr angemessene Rolle spielt. Medizinische Diagnosen müssen gestellt werden und Risiken vom Patienten abgewehrt werden, viele gefährliche Erkrankungen können nicht mit Homöopathie allein geheilt werden – aber vielleicht im Rahmen der ärztlichen Therapie mit der Homöopathie als Ergänzung hier und da besser.

Mein Weg zur Naturheilkunde begann aber schon viel früher, bei den Kräuterspaziergängen auf unserem Hof in der Provence, und ein weiterer wichtiger Wegweiser sollte für mich ein ganz besonderer Lehrer sein, der uns am Anfang des Studiums in Anatomie unterrichtete. Es war Professor Albert Landsberger, doch wir lernten von ihm nicht nur, wo welche Knochen, Muskeln, Organe und Funktionen im Körper sitzen, sondern man kann ihn durchaus als einen der Begründer der Naturheilkunde im Westen bezeichnen. Außerdem war er einer der wenigen akademischen Lehrer der Medizin, die umfassend gebildet waren: Er hatte Philosophie bei Ernst Bloch studiert, Theater gespielt und war ein glänzender Pädagoge und Rhetoriker. Es war also nicht nur die große Kenntnis natürlicher und konventioneller Heilweisen, die diesen Mann auszeichnete, sondern mich faszinierte auch seine humanistische Grundhaltung, die ich mir gern zum Vorbild nehmen wollte. Dieser große Lehrer führte seine Forschungen zur Behandlung von Krebs gegen manchen Widerstand durch und lebte seine Vorstellung von akademischer Unabhängigkeit glaubwürdig vor. Außerdem vermittelte er im Unterricht der Medizin Geist und Spaß, und das war leider Mangelware. Er ermutigte mich, half mir, meinen Horizont zu erweitern, und lehrte mich vor allem, die Perspektive des Patienten zu achten, nicht nur bei Krebserkrankungen, sondern ganz generell.

Einige Jahre lang besuchte ich auch die studentischen Zirkel der Alternativmedizin, in denen wöchentlich neue alternative Heilmethoden vorgestellt wurden, und lernte früh die Diskrepanz zwischen der gelegentlich allzu euphorischen Selbstdarstellung der Erfinder der Methoden und einer auf wissenschaftlichem Fundament gegründeten Naturheilkunde kennen. Es reicht eben nicht aus, eine gute Idee für eine neue Therapie zu haben – man muss auch die Erfolge der Therapie belegen können. Leider sehen wir bis heute häufig, dass die konventionelle Medizin wenig Ahnung von der Naturheilkunde hat, aber doch etwas von Wissenschaft versteht, während umgekehrt viele an Naturheilkunde interessierte Ärzte vielleicht etwas von den Erfahrungen mit ihrer Methode verstehen, aber sehr wenig von Wissenschaft.

In diesem Zirkel gab es auch einen kleinen Kreis chinesischer Wissenschaftler, die teils aus alten Arztfamilien stammten. Sie machten uns mit Akupunktur und Chinesischer Medizin sowie mit den wunderbaren Übungen des Qigong vertraut. Mit Qigong hatte ich bis dahin nur diese Kugeln verbunden, die man klingend in den Händen dreht. Eigentlich aber heißt es erst mal: Arbeit und Pflege des *qi* – diesen Begriff haben wir ja schon kennengelernt und werden ihm in den folgenden Kapiteln immer wieder begegnen.

Wenn man in der einen Stadt Medizin und in einer anderen Stadt Musik studiert, dann braucht man Geld für Benzin. Also fing ich an zu jobben, und einer der Jobs, den ich schon in meinem ersten Semester annahm, war der des Diaschiebers. Wo man heute mithilfe von Computer, Beamer oder PowerPoint präsentiert, waren früher auf wissenschaftlichen Kongressen einfache Dias üblich. Die schob ich auf Kommando der Vortragenden durch einen großen optischen Apparat – ich war also einer der armen Wichte, die über viele Stunden wachsam am Projektor standen und aufpassten, dass sie kein Dia zu früh, zu spät oder kopfüber einschoben.

Bei einem solchen Kongress, es ging um die Therapie des Schmerzes, ging organisatorisch einiges schief, und so avancierte ich vom Diaschieber zum Betreuer eines alten japanischen Professors, der Anfang der Achtzigerjahre die ersten beweisenden Versuche für die Wirkung der Akupunktur präsentieren sollte. Auch die Begegnung mit Herrn Prof. Sato ist eine jener schicksalhaften Begegnungen in meinem Leben. Am Ende stand eine Woche Privatunterricht bei einem großen Meister der Chinesischen Medizin, von dem ich noch heute ganze Sätze und Ausführungen beinah auswendig aufsagen könnte. Denn es war so, als spräche der alte erfahrene Arzt Dinge aus, die ich im Inneren schon wusste und deshalb noch heute in meinem Herzen trage. Den Floh der Chinesischen Medizin hat mir also dieser alte Professor ins Ohr gesetzt, und ich bin ihm heute noch dankbar dafür. Irgendwie spürte ich, dass das für mich eine ganz große Sache werden würde, die zu einem Umdenken, einem Neuverständnis meines gesamten medizinischen Wissens führen sollte.

Erst zwei Jahrzehnte später sollte ich bei einem China-Aufenthalt noch größere Meister kennenlernen. Es war in Chengdu in der Provinz Szechuan. Man hatte mich auf Empfehlung meines Lehrers Prof. Manfred Porkert an die dortige TCM-Universität eingeladen, und ich hielt dort eine Vorlesung über das Heidelberger Modell der Chinesischen Medizin sowie unsere entmystifizierende Darstellung ihrer wissenschaftlichen Grundlagen.

Prof. Porkert ist für die Chinesische Medizin in Deutschland eine Art Säulenheiliger. Er war Professor für Sinologie einschließlich der theoretischen Grundlagen der Chinesischen Medizin an der Universität München und hatte sowohl Sinologie (Chinakunde) als auch Medizin studiert. Er war der Erste, der eine zusammenhängende, umfassende und auch schlüssige Darstellung unseres Faches geschrieben hat und dem obendrein das

Verdienst zukommt, die schwierige Sprache der Chinesischen Medizin sehr genau übersetzt zu haben, sodass es erstmals möglich wurde, im Westen über Chinesische Medizin zu sprechen und die Fachsprache richtig zu verwenden.

Aus einem ersten Kontakt mit Prof. Porkert entstanden schnell weitere Begegnungen, bei denen ich ihm nicht nur unseren chinesischen Kräutergarten in der Provence zeigen konnte und in Gesprächen unendlich viel von ihm lernte – ich konnte ihm sogar die Erkenntnisse aus unserer Arbeit in Heidelberg vorstellen und ihn dafür begeistern. So kam ich wohl auch zu der Ehre, an die TCM-Universität Chengdu in China eingeladen zu werden.

Prof. Fan, ein Freund von Prof. Porkert, der mich wunderbar empfing und mir mit Rat und Tat zur Seite stand, ebnete mir den Weg zu ganz besonderen Meistern, und ich durfte die alte und vertrauliche Familientradition der Familie Li kennenlernen, aber auch den höchst beeindruckenden Herrn Chang, dem ich seither innerlich verbunden bin. Solche Lehrer fand man schon damals kaum mehr an den Universitäten, und ich bin bis heute dankbar für ihre Freundschaft, ihr Vertrauen und ihre Weisungen. Viele der Übungen, die wir in unserem Heidelberger Institut für Chinesische Medizin erarbeiten, sind von diesen Meistern inspiriert. Wie es in China üblich ist, habe ich die Übungen, die ich für den Gebrauch im Westen leicht verändert habe, zuvor von meinen Lehrern absegnen lassen, aus Achtung und Respekt vor der Übungstradition und um den Fähigkeiten der Meister gerecht zu werden.

Das Weltbild der Chinesischen Medizin: Der Mensch als Teil der Natur

Jeder Heilkunde, auch der westlichen, liegt eine bestimmte Vorstellung davon zugrunde, wie die Welt und der Mensch in ihr funktionieren. Und weil das chinesische Denken auf den ersten Blick so anders zu sein scheint als unseres, müssen wir, um die Chinesische Medizin zu verstehen, auch ein wenig von dem Naturverständnis sprechen, das ihr und der chinesischen Kultur zugrunde liegt. Es geht also um das chinesische Weltbild – und das hat viel mit den Begriffen *yin* und *yang*, mit den Kreisläufen der Natur, der Jahreszeiten und der Sterne zu tun.

Mir persönlich ist dieses Weltbild übrigens gar nicht mehr so fremd, und ich finde es auch nicht unvereinbar mit unseren westlichen Erfahrungen. Vielleicht liegt das an meiner Kindheit in der Provence, an der intensiven Erfahrung der Jahreszeiten und des Rhythmus der Natur, die man als Stadtkind bei Weitem nicht so unmittelbar erlebt wie in diesen einsamen Tälern mit ihrer wilden Landschaft. Jede Pflanze hat ihre Zeit, jede Frucht hat ihren Platz in der Reihenfolge im Jahr. Alle Heil- und Küchenkräuter sollten zu einem bestimmten Zeitpunkt geerntet werden und prägen die wechselnde, gute Küche mit ihren frischen Zutaten. Man kann sich schon Wochen vorher auf die ersten Kirschen, die kleinen, schmackhaften Aprikosen oder die ersten Pilze und auf die traditionellen Gerichte, die man gerne miteinander teilt, freuen. Irgendwie entwickelt sich aus dieser Lebensweise automatisch ein Gefühl, dass alle Dinge miteinander zusammenhängen, dass es ein Ordnungsprinzip in der Welt gibt und dass wir mit dieser Ordnung leben dürfen und können.

Aus dem Bild von der Natur entwickelten sich auch in China ein Weltbild und eine Philosophie vom Menschen als Teil der Natur, mit der er untrennbar verbunden ist. Der große Unterschied zu unserer Kultur im Westen liegt vielleicht in der Konsequenz, mit der diese Eingebundenheit in die Naturkräfte in China systematisiert und festgehalten wurde. Der Mensch wird in der chinesischen Kultur also noch viel stärker als ein Teil des großen Ganzen gesehen, eingebunden in die Kräfte der Jahreszeiten, in die Rhythmen der Welt, die den Menschen bestimmen. Das geht so weit, dass, so der Philosoph Lao-Tse, die »Gesetze des Himmels die Erde regieren«[5] und damit auch die Menschen. Dieser Satz hat mich immer innerlich berührt und fasziniert, aber ich wusste nie so recht, was Lao-Tse damit gemeint hatte. Heute denke ich, dass er sich damit auf die Naturgesetze bezog, die schon lange vor ihm im *I Ging* dem Natur- und Weltgeschehen zugrunde gelegt wurden. Dabei handelt es sich um die Vorstellung, dass alles, was auf der Welt passiert, nach den gleichen Gesetzen der Kreisbewegung abläuft, die auch den Lauf der Gestirne bestimmen. Diese Gesetze haben auch einen Einfluss auf das menschliche Leben.

Schon immer hat die Menschheit die Sterne beobachtet und sogar versucht, den Lauf der Welt anhand ihrer Bewegungen und Stellung vorherzusagen. Das war übrigens auch in der Geschichte Europas sehr verbreitet, mehr als man vielleicht gemeinhin glaubt. Insofern haben Europa und China hier einige unerwartete und überraschende Gemeinsamkeiten. Immerhin wird sogar in der Weihnachtsgeschichte der Bibel die Bedeutung der Geburt Jesu noch einmal damit legitimiert, dass die drei Weisen aus dem Morgenlande, Sternendeuter aus Bagdad, die Sterne befragt hatten, wann der Stern erscheinen würde, der die Geburt anzeigt. Was nun die Astrologie angeht, so ist diese natürlich Geschmackssache, und das war auch in China immer schon so. Viele halten Naturbetrachtungen in dieser Form für eher unwissenschaftlich und altertümlich.

Nichtsdestotrotz unterliegen die Bewegungen der Himmelskörper den Gesetzen der Geometrie, ob man sie nun von den Sternen abgeschaut oder im Klassenzimmer mühsam erlernt hat. Und dabei spielen Kreise eine große Rolle. Kreise, die die Bewegungen der Himmelskörper beschreiben und die man in ihren Gesetzmäßigkeiten schon sehr früh ganz erstaunlich weitgehend untersucht hat. Denn der Himmel über uns hat durchaus eine gewaltige Bedeutung für uns auf der Erde, auch ganz ohne Astrologie und Hokuspokus. Und dass es biologische Abläufe auf der Welt gibt, die vom Lauf der Erde und des Mondes abhängen, kann niemand leugnen: Die Jahreszeiten hängen vom Lauf der Erde um die Sonne ab, die Tageszeiten von ihrem Kreisen um sich selbst und ihrer Stellung zur Sonne, Ebbe und Flut sowie viele Biorhythmen der Pflanzen und Menschen vom Stand des Mondes, der ebenfalls auf Kreisbewegungen beruht.

Offensichtlich haben die Alten daraus geschlossen, dass ein Ordnungsprinzip in der Welt existiert, ein Ordnungsprinzip der Kreisbewegungen, das man am Lauf der Sterne erkennen und ablesen kann.

Der Kreisbewegung ordnen nun die Chinesen alle möglichen Phänomene zu. Denken wir einmal an den Zeiger einer Uhr, der sich in einem Kreis bewegt. Der Anfangs- und Endpunkt des Tages ist 0.00 Uhr und zugleich zwölf Uhr. Vorgänge, die da anfangen, wo sie aufgehört haben, nennt man kreisförmig oder zyklisch. Das chinesische Weltbild untersucht nun beinahe alles auf der Welt dahingehend, ob es irgendwie zu einem solchen kreisförmigen Prozess gehören könnte.

So entsteht ein Weltbild, in dem diese Kreisprozesse angeordnet sind wie die Puppe in der Puppe, die russische Matroschka. Das heißt, alles ist in immer kleiner werdenden Kreisen als einer Art Ordnungssystem angeordnet: der Kosmos mit dem Weltall und den Sternen, die kreisförmigen Bewegungen der Sonne, die Mondphasen, die Natur auf der Erde mit den Jahreszeiten und ihrem Werden und Vergehen, der Staat, die Familie, der Mensch mit seinen Lebensaltern, der Körper und seine Funktionen. Alles wird nach dem Prinzip der Kreisbewegungen geordnet, und die Konzepte der Chinesischen Medizin, die wir betrachten werden, bauen darauf auf.

Mich hat jahrelang beschäftigt, wie die chinesische Kultur auf dieser etwas schwammigen Grundlage eine Naturerkenntnis gewinnen konnte, die sie lange vor uns im Westen zum Bau von Uhren, zum Buchdruck, zur Herstellung feinsten Porzellans und Schießpulvers befähigte. Ich wollte deshalb gerne besser verstehen, was hinter den Begriffen von *yin*, *yang* und *dao* steckt, mit denen die Chinesen diese Vorgänge in Verbindung bringen.

Am besten nähern wir uns dieser Frage über die Sprache und Begriffe an, mit denen diese andere Naturwissenschaft arbeitet. Und bei dem Thema Sprache kommen wir zu einem wichtigen Punkt: Die chinesische Sprache wird in Bildern und Symbolen festgehalten. Und da die Sprache das Denken bestimmt, denken die Chinesen viel stärker in Bildern, als wir das tun. Es ist ein kleines gedankliches Abenteuer, dieses Denken in Bildern kennenzulernen. In der Abbildung auf der nächsten Seite habe ich drei Symbole für Sie zusammengetragen, in denen die drei wichtigsten Kernbotschaften unserer Reise durch dieses große fremde Land und seine Medizin enthalten sind. Also gewissermaßen eine Zusammenfassung des ganzen Buches in drei Zeichen.

Das erste Zeichen stellt einen Kreis dar, das zweite kennen Sie als Zeichen von *yin* und *yang*, und das dritte Zeichen ist eine Spirale, die den Lebensweg aller Dinge und des Menschen zeigt, der nie ganz gerade verläuft. Und so sieht das Zeichen ein bisschen aus wie eine Baumkrone oder vielleicht wie ein Weihnachtsbaum von unten mit einer Spitze am Ende der Spirale.

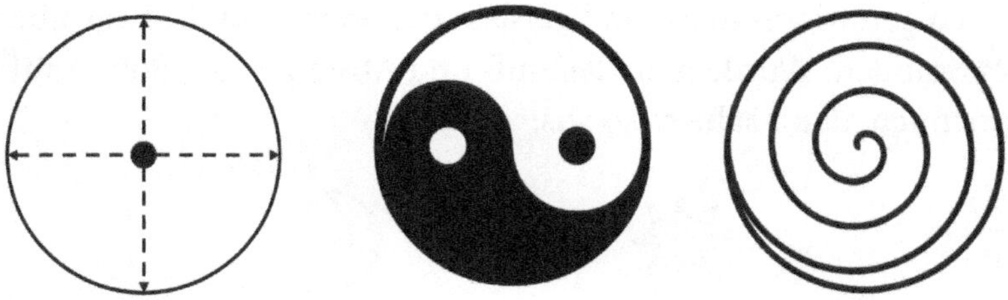

Abbildung 3: Die drei Symbole enthalten die Kernbotschaften der Chinesischen Medizin.

Das erste Zeichen: Kreise sind Sinuskurven, Sinuskurven sind Kreise

Um das System der Kreise zu verstehen, müssen wir uns noch besser in die Lage der Menschen von damals hineinversetzen. Wieso fanden sie die Kreise so wichtig? Woher kam diese Vorstellung?

Also fangen wir von vorne an, so wie wir Menschen das vor allem im Westen gern tun. Denn der Mensch will die Welt ergründen, auf der Suche nach einem Prinzip, wie die Welt geordnet sein könnte, und nach einem Sinn darin oder dahinter. Und dafür beobachtet er zumeist die Welt, wie sie sich ihm darstellt.

Es war also einmal ein Mensch, der saß, so könnte man sich das vorstellen, am Chinesischen Meer auf einer Insel und beobachtete den Kreislauf der Sonne. Morgens geht diese bekanntlich im Osten auf. Sie steigt – scheinbar – aus dem Wasser empor, mittags ist sie als Feuerball ganz oben im Süden zu sehen, und gegen Abend sinkt sie auf der anderen Seite der Insel im Westen hernieder. In der Nacht ist sie scheinbar im Meer versunken und für den Menschen auf der Insel nicht sichtbar, da sie im Norden steht. Und jeder weiß: Am nächsten Morgen steigt sie wieder im Osten aus dem Wasser empor.

Folgen wir einmal dem Kreislauf der Sonne um die Erde über 24 Stunden. Würde man das Auf- und Absteigen der Sonne aufzeichnen, dann sähe es so aus:

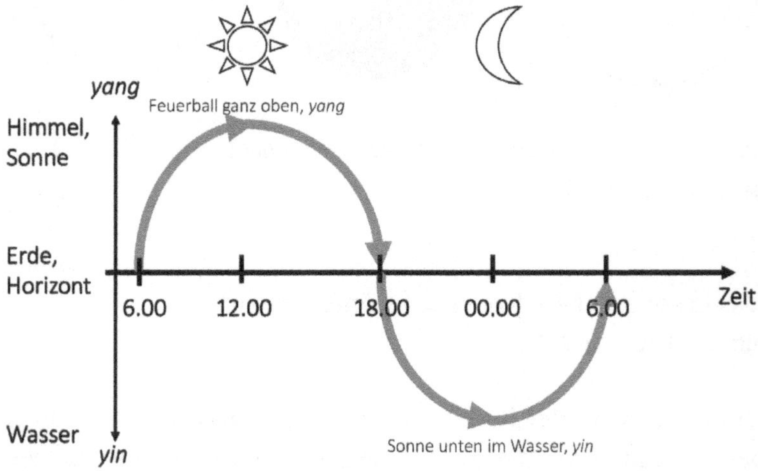

Abbildung 4: Das Auf und Ab der Sonne im Tagesverlauf. Die Bewegung der Sonne, ihr Auf und Ab, werden auf der y-Achse eingetragen. Die Tageszeit auf der x-Achse. Es ergibt sich eine Sinuskurve, die der Form nach der Kurve der menschlichen Tages- und Nachtaktivität entspricht. Eine Kreisbewegung kann also auch als wellenförmige Bewegung gesehen werden, als Sinuskurve.

Die Kreisbewegung, die die Sonne vermeintlich vollzieht, kann also auch als Auf- und Absteigen betrachtet werden. Das gilt übrigens für alle Kreisbewegungen. Sagen wir es mal einfacher in einem Bild:

Die älteste Darstellung von *yin* und *yang* findet sich in alten Schriftzeichen, aus denen sich die Ur-Bedeutung dieser Begriffe ergibt, die wir uns mit der Geschichte von dem Menschen auf seiner Insel verdeutlichen können. Sagen wir also einmal, auf dieser Insel im Chinesischen Meer gibt es einen Hügel, und die

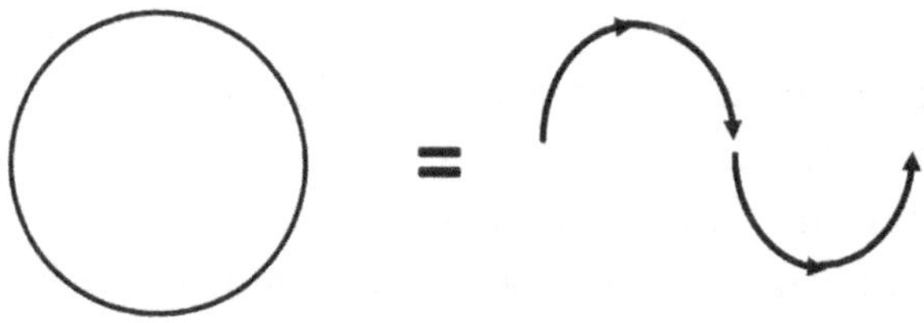

Abbildung 5: Der Kreis und die S-Kurve beschreiben ein und denselben Vorgang, weshalb man in der Mathematik die S- oder Sinuskurve auch als Kreisfunktion bezeichnet.

Sonne zieht über ihn hinweg, sodass es eine wärmere und eine schattigere Seite des Hügels gibt. Für den Mann auf der Insel ist dieses Wissen von großer Bedeutung für die Bepflanzung seiner Insel, bei der er die Feuchtigkeit und Temperatur des Bodens und so weiter berücksichtigen muss. Aus alten Schriftzeichen wissen wir nun, dass die sonnigere Seite als *yang*, die schattigere Seite des Hügels als *yin* bezeichnet wurde. Dabei ist klar, dass Licht und Schatten sich im Tagesverlauf ablösen, genau wie Tag und Nacht.

Diese Grundbedeutung – *yang* = sonnigere Seite und *yin* = schattigere Seite – wird fortan auf alle biorhythmischen Vorgänge bezogen. Die wichtigsten davon sind Tag (*yang*) und Nacht (*yin*), die auch für die typischen Körperfunktionen stehen, die bei Tag und Nacht ablaufen.

Lassen Sie uns deshalb nun einen näheren Blick auf die Abläufe in unserem Körper werfen, die während des Tages und der Nacht typischerweise auftreten und die man mit den Begriffen *yin* und *yang* beschreiben kann.

Nun haben wir uns schon einmal in die Lebenswelt auf der kleinen chinesischen Insel hineinversetzt. Der Lauf der Sonne, den wir dort kennengelernt haben, hat aber nicht nur eine Bedeutung für die Landwirtschaft auf der Insel, sondern auch die Menschen werden dadurch beeinflusst. Die chinesische Kultur betont diesen Zusammenhang zwischen Mensch und Natur und geht davon aus, dass das ganze Leben in die Rhythmen der Jahres- und Tageszeiten eingebettet ist, die den Menschen, seinen Körper und seine Stimmung beeinflussen.

Also schauen wir einmal darauf, wie wir den täglichen Rhythmus des Lebens erfahren und mit ganz alltäglichen Begriffen verstehen können. Die Sonne belebt uns am Morgen, und nach ihrem Untergang werden wir wieder müde. So entsteht ein Muster der Aktivierung und Deaktivierung unseres Körpers mithilfe unserer Software, dem vegetativen Nervensystem. Diesen täglichen Biorhythmus unserer Arbeitsbereitschaft kann man auch als unsere tägliche Energiekurve bezeichnen.

Dadurch, dass dieser Rhythmus von Aktivierung und Deaktivierung immer wieder abläuft, stellt er eine bevorzugte, eine normale, ja sogar eine im Computer des Gehirns einprogrammierte Reihenfolge der Funktionen dar. Vom Aufwachen bis zum Einschlafen, ja selbst im Schlaf laufen diese programmierten Funktionen automatisch weiter.

Im Grunde funktioniert das wie bei einem Handy. Am Morgen lädt man das Handy bis zum Maximum auf, und dann nutzt man die Funktionen über den Vormittag und Mittag ausgiebig. Irgendwann macht dann der Akku schlapp, und am frühen Abend erscheint »Ladestand niedrig« auf dem Bildschirm. Man schaltet dann einen Gang zurück, nutzt nur das Nötigste und lädt nachts wieder auf. Das ergibt dann ein Auf und Ab der Batterieladung, also eine Sinuskurve.

Auch der Mensch muss morgens erst mal Power aufbauen, damit er munter wird und bis mittags das Tagwerk erledigen und funktionieren (ja sogar über-funktionieren) kann. Die Tageskurve lässt sich also in eine erste Power-Aufbauphase und eine zweite Phase gliedern, in der man die Funktionskräfte nutzt, die man vorher aufgeladen hat.

In der Nacht liegen wir im Schlaf sozusagen an unserem Ladegerät, bis der Batteriestand ausreicht und wir aufwachen. Am

Morgen bauen wir dann die Power für den Tag auf, gähnen und strecken und recken uns, bis die Spannung im Körper stimmt und wir das Kraftpotenzial für unseren Tag in uns tragen.

Sie können das selbst mal ausprobieren, diese Wirkung vom Recken und Strecken der Muskeln, die sich anspannen, und wie man dabei munterer wird. Das hat auch damit zu tun, dass die Muskeln ja von den Blutbahnen durchzogen werden, und die werden beim Anspannen der Muskeln kurz einmal etwas zugedrückt. Dadurch erhöht sich der Blutdruck ein wenig, und das trägt zum Munterwerden bei. Auch die Bewegung des Mundes beim Gähnen, die einem Schrei ähnelt, und die blinzelnde Bewegung und das Reiben der Augen, all das belebt den Menschen und macht ihn munter. So weit der Körper. Aber die Abläufe haben natürlich auch Einfluss auf unsere Emotionen.

In dieser Phase des Tages ist nicht der rechte Augenblick für schwierige Themen, die verschieben wir lieber bis zum Nachmittag. Denn beim Poweraufbau ist man tendenziell eher gereizt, und es gibt eher Streit. Diese Stimmung kommt noch aus der Urzeit des Menschen, denn der Poweraufbau diente früher einmal zur Verteidigung, zur Gefahrenabwehr und zum Kampf. Sie wird von einem Softwarepaket in unserem Stammhirn so eingestellt, das man den Sympathikus nennt. Die Datenkabel für diese Funktionen sind Nervenfasern, die wie eine Strickleiter vor der Wirbelsäule abwärts ziehen und sich von da aus in fast alle Organe und Gewebe verteilen. Wegen seiner Funktion und Verteilung über den ganzen Körper kann man den Sympathikus auch als das Alarm- und Stressgeflecht des Körpers bezeichnen.

Und dann geht's erst richtig los, denn in der Funktionsphase wird geackert und gerackert, telefoniert, mit den Augen kommuniziert, mit den Armen und Händen gestikuliert und der aufgebaute Dampf wieder abgelassen. Man funktioniert eben einfach, manchmal sogar über das gesunde Maß hinaus, denn im Prinzip genießen wir das Gefühl des Engagements. Der Volksmund sagt es ja so schön: Wer schaffen will, muss fröhlich sein.

In der zweiten Tageshälfte, ab dem Abend und in der Nacht, gilt es dann wieder abzuschalten und zu relaxen, im Schlaf zu regenerieren und Kraft für den nächsten Tag zu sammeln. Wie bei dem Handy zeigt unser innerer Monitor jetzt wieder einen niedrigen Ladestand an. Die Aufladung, die Energie unserer »Batterie«, droht jetzt in einen Minusbereich zu kommen. Wir müssen jetzt also beginnen, Energie zu sparen und alle nicht aufschiebbaren Arbeiten hintanzustellen, die Funktionen abzuschalten. Daher Abschalt- und Relaxphase. Irgendwann kurz vor Feierabend reicht es uns dann ganz einfach. Wir spüren, dass die Energie allmählich aufgebraucht ist, unsere Reserven sind nicht mehr vorhanden, man kann dadurch regelrecht dünnhäutig und empfindlich werden.

Das fühlt sich so an wie der Zustand nach einem tiefen Ausatmen, nach einem Seufzer, was man wiederum an sich selbst ausprobieren kann. Man fühlt im Moment der tiefen Ausatmung schon das Nachlassen der Muskelspannung, die Schultern bewegen sich nach dem »Uff« des Seufzers etwas nach vorne, denn der innere Monitor sagt »Vorsicht, geringe Batterieladung«. Das alles dient dem Übergang in die Regeneration der Nacht, und im Prinzip ist es genau das Gegenteil von der Erzeugung der Kampfbereitschaft durch den Sympathikus. Schon in der Urzeit zog man sich nachts in den Schutz der Gemeinschaft zurück und fügte sich in die überlebenswichtige Gruppe der Urmenschen ein, die allein Schutz vor dem Säbelzahntiger bot. Diese latente Bedrohung durch das Eindringen einer Gefahr in den individuellen Schutzraum und in die eigene Gruppe scheint noch in unserem Unterbewusstsein einprogrammiert zu sein. Daraus erklären sich auch die feine Wahrnehmungsfähigkeit für Unstimmigkeiten aller Art und die Dünnhäutigkeit, die uns am frühen Abend auszeichnet.

So, wie der Sympathikus die Aktivierung der Power einleitet, so gibt es ein zweites Softwarepaket, den Parasympathikus, der für die Entspannung der Muskeln, die Senkung des Blutdrucks, die

Verlangsamung des Herzens und für die Schleimbildung der Atemwege und der Verdauungsorgane zuständig ist. Auch dieses Softwarepaket führt Datenleitungen in den Körper, die fast alle Organe und Gewebe erreichen. Sie verlaufen in einem Spezialnerv, dem Vagusnerv. Man kann ihn wegen seiner beruhigenden und stressreduzierenden Wirkung auch als den Ruhe- und Gesundheitsnerv bezeichnen. Wollen Sie es mal probieren? Atmen Sie einmal kurz ein und dann langsam aus, ganz langsam, so ähnlich, wie wenn man im Winter gegen eine Fensterscheibe haucht. Sie können dann erleben wie die Herzfrequenz absinkt und die Muskelanspannung schwindet.

Alle hier beschriebenen Vorgänge, die wir wie in einem Film jeden Tag durchlaufen und bei denen ganz bestimmte Körperfunktionen und Stimmungslagen im Tagesrhythmus miteinander verbunden sind, sind medizinisch erklärbar. Sie werden von unserem vegetativen Nervensystem, von unserer Software, in einem fein abgestimmten Wechselspiel der Funktionen gesteuert.

Dabei lösen sich die Organe und Gewebe in ihrer Aktivierung und Deaktivierung ab. Mal ist diese, mal jene Region des Leibes aktiver, aber nie alle gleichzeitig. Das hat durchaus einen tieferen Sinn, denn es kann ja nicht der gesamte Zellenstaat zur gleichen Zeit »unter Strom stehen« und voll aktiviert sein.

Diese feinen Signale unseres Gehirns erzeugen einen steten und vielschichtigen Wechsel der Funktionen. Das ist so ähnlich wie eine große Symphonie, die von einem Orchester gespielt wird. Das wechselnde Zusammenspiel der verschiedenen Instrumente ist entscheidend für den harmonischen Zusammenklang. Wie die Geigen und Bläser in einem Orchester treten die Funktionen der automatischen Körpersteuerung eine nach der anderen hervor und dann wieder in den Hintergrund, werden dabei lauter und leiser. Und so wie ein Dirigent dafür sorgt, dass die verschiedenen Instrumente das in der richtigen Weise tun, so gibt es auch im Körper einen Dirigenten: das Gehirn. Es sorgt für das richtige Miteinander der Zellen, für das richtige Milieu, in dem sie sich entfalten können. Man nennt dies das »Gleichbleiben«, die Homöostase (von homöo-, griechisch: gleich, und stase, lateinisch: bleiben) des Körpers. Das ist eine gewaltige Aufgabe, zumal wir die Funktionen des Körpers zusätzlich laufend an die Erfordernisse des Alltages anpassen müssen

Genau dafür ist die Software des vegetativen Nervensystems da. Die Signale des Gehirns werden über die Nervenfasern mithilfe von Überträgerstoffen, den sogenannten Neurotransmittern, an die Zellen übertragen, und auch die Hormone werden vom Nervensystem geregelt. Diese feine Abstimmung der Nervensignale und Neurotransmitter ist unbedingt notwendig für die Gesunderhaltung des Menschen, denn Abweichungen und Störungen der Homöostase führen unmittelbar zu Problemen bei der Aufrechterhaltung der Zellfunktionen und bei der Anpassung an die täglichen Erfordernisse und damit auch zu Symptomen und Krankheiten.

Dieses Zusammenspiel im Körper ist nur stark vereinfacht in Abbildung 6 wiedergegeben, aber schon in dieser vereinfachten Form kann man erkennen, dass nicht ein einzelner Mechanismus für die Symphonie der Funktionen verantwortlich ist, sondern eine Vielzahl aufeinander einwirkender Signale. Erinnern Sie sich an das Problem der Normwerte, das Dogma von der Messbarkeit? Es ist bislang in der Praxis der Medizin technisch unmöglich, diesen Gesamtklang der Transmitter und Hormone mit Einzelmessungen zu erfassen. Das ist einer der Hauptgründe, warum die Laboruntersuchungen häufig so wenig mit den Beschwerden der Patienten übereinstimmen.

In den vier Phasen des Tages und der Nacht steuert das Nervensystem den Körper bevorzugt auf die vier Aufgaben hin: Power bereitstellen und aufladen, Funktionskraft nutzen, Abschalten wegen des niedrigen Ladestandes, Regeneration durch Aufladen der inneren Batterie. Wir haben von einem regelrechten Programm des Nervensystems gesprochen, das über den

Tag hinweg abläuft. In diesem Sinne könnte man sogar sagen, der Mensch ist für diese vier bevorzugten Aufgaben »programmiert«. Damit gibt es eine natürliche Reihenfolge der Tag-Nacht-Aktivitäten, die man auch von der Körpersprache her gut voneinander unterscheiden kann.

Es handelt sich um vier Tageszeiten mit vier grundlegenden menschlichen Funktionsmustern. Die Poweraufbauphase und die Funktionsphase wären damit Teile der mit *yang* benannten Funktionen in dem Bereich der Energiekurve, in dem unser Energiegehalt hoch und im »Fülle«-Zustand« ist. Die Abschalt- und Relaxphase sowie die Regenerationsphase gehören zum *yin*-Teil der Energiekurve, in der wir überwiegend energetisch »entleert« sind.

Die Namen dieser Phasen, die heute in der Chinesischen Medizin Wandlungsphasen genannt werden, ergeben sich aus dem Lauf der Sonne, den wir von unserer Insel her kennen.

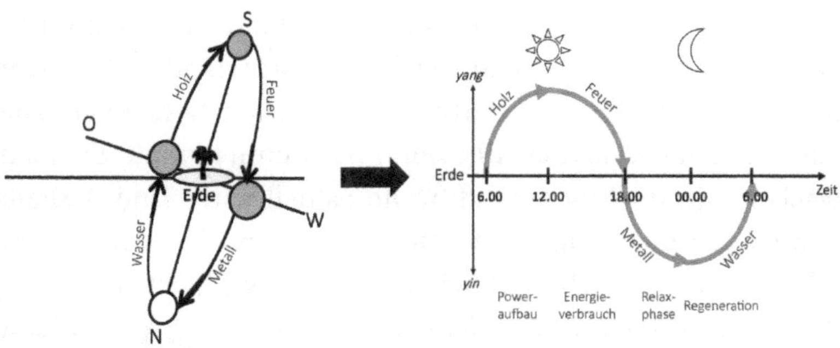

Abbildung 6: Die Namen der Wandlungsphasen und der Verlauf des Sonnenkreises. Im Zentrum des Sonnenkreises befindet sich der Dreh- und Angelpunkt des Systems, die Erde, unsere Insel. Entsprechend dem Auf- und Absteigen der Sonne ergeben sich die heute geläufigen Bezeichnungen für die Wandlungsphasen.

Die Phase des Sonnenaufgangs, die Power-Aufbau-Phase, wird mit *Holz* bezeichnet, das man ja auch als eine Grundlage an angesammelter Energie betrachten kann.

Daraus bildet sich das *Feuer*, womit man die Phase des Abarbeitens der Power-Aufbau-Phase in Form von Dampfablassen beschreibt. Da die Sonne als Feuerball mittags am Himmel steht, liegt die Bezeichnung ja auch nahe. Außerdem steht der Begriff Feuer auch für Aktivität und einen hohen Umsatz an »Energie«.

Und wenn die Sonne untergeht, glitzert es auf dem Wasser, ähnlich wie *Metall* glitzert, das ja auch unter der Erde liegt. Daher der Name für die Relax-Phase im Tagesablauf, in der unsere Energiereserven langsam aufgebraucht werden.

Mit dem Begriff *Wasser* wird dann die letzte Phase im Tagesablauf beschrieben, die Ruhe- und Aufladephase. Diese Bezeichnung erscheint ebenfalls einleuchtend, denn nun ist die Sonne am Horizont versunken und befindet sich in der Nacht scheinbar im Meer.

Dass die Belebung des Menschen am Morgen etwas mit dem Tag-Nacht-Rhythmus zu tun hat, liegt auf der Hand und ist auch medizinisch gut damit erklärbar, dass nach dem Sonnenaufgang das Sonnenlicht das Schlafhormon Melatonin hemmt. Deshalb wachen wir am Morgen auf, wenn es hell wird. Und deshalb können wir manchmal in der Relaxphase am Abend nicht einschlafen, weil es nicht wirklich dunkel ist. Das Licht ist als eine Art Schrittmacher für das Nervensystem wichtig. Es beeinflusst deshalb die Homöostase mehr, als uns manchmal bewusst ist. Damit hat es auch einen großen Einfluss auf die Transmitter und die Hormone und auch auf das Gleichgewicht der Emotionen, weshalb Melatonintabletten auch bei Depressionen eingesetzt werden können.

Ähnliches gilt übrigens auch für die Jahreszeiten, in denen sich das Tageslicht und damit die vegetative Steuerung ebenfalls verändern und die bis in das Lebensgefühl der Menschen hinein spürbar sind: Denken wir einmal an den Begriff der Winterdepression, die Melancholie des Herbstes, die Frühlingsgefühle oder die Leichtigkeit des Sommers …

Vieles an diesem auf Kreisen basierenden chinesischen Weltbild, in dem wir als Menschen in den Verlauf aller Naturphänomene systematisch eingebunden sind und in dem uns unsere Umwelt tagtäglich auf uns oft unbekannte Weise beeinflusst, ist für den westlichen Menschen also gut erklärbar.

Das zweite Zeichen: Kochen und darüber nachdenken

Ich koche (und esse) sehr gerne. Beim Kochen von Babymilch für meine damals noch kleine Tochter habe ich etwas beobachtet, was Sie bestimmt auch kennen: Wenn ich den großen Spaghetti-Topf vom Elektroherd nehme und ihn ausschalte, kann ich die kleine Menge Babymilch noch kochen, obwohl der Herd eigentlich schon ausgeschaltet ist. Man bezeichnet dieses Phänomen als Nachwärme, und es bedeutet, dass ein elektrischer Heizapparat immer etwas länger und damit auch etwas mehr Wärme produziert, als eigentlich gebraucht wird.

Und dann gibt es noch den umgekehrten Fall: Wenn ich etwas kochen will und den Elektroherd anschalte, dann braucht es ein wenig Zeit, bis die Platte heiß ist. Als Kind habe ich bei meiner Oma immer wieder mit der Herdplatte gespielt und ausprobiert, wie lange ich die Hand nach dem Anschalten darauf liegen lassen kann. Man nennt diese Wartezeit Latenz. Beim Ausschalten des Herdes gibt es also Nachwärme, beim Anschalten Latenz.

Die gleichen Mechanismen kann man auch im Labor von Ärzten beobachten: Dort gibt es Wasserbecken, wir nennen sie Inkubatoren, und sie sind eine Art Brutschränke für Laborzwecke, in denen man Vorgänge nachmisst, die im Menschen bei 37 Grad, der Körpertemperatur, stattfinden.

Wenn ich morgens in unser Institut komme und in das Labor gehe, hat das Wasser Raumtemperatur, also etwa 20 Grad. Ich möchte jetzt aber, dass die Temperatur z. B. 37 Grad beträgt. Also stelle ich die Solltemperatur von 37 Grad auf dem Thermostat ein. Der Heizstab wird dann warm, und die Temperatur steigt, bis sie den Sollwert erreicht hat. Der Thermostat sorgt nun dafür, dass der Strom abgeschaltet wird und der Heizstab ausgeht. Nun würde man erwarten, dass die Temperatur konstant bleibt – was aber nicht geschieht. Denn durch die Nachwärme im Heizstab gibt es einen kleinen, aber bedeutsamen weiteren Temperaturanstieg, sodass ein Temperaturmaximum erreicht wird. In der Chinesischen Medizin würden wir sagen: Die Temperatur ist jetzt im *yang*, im Zuviel.

In der Folge erschöpft sich die Nachwärme, die Temperatur sinkt – und fällt dabei allmählich unter den Sollwert. Das merkt natürlich der Thermostat und stellt den Heizstab wieder ein, der aber auch wieder eine kleine Weile braucht, bis er warm geworden ist. Das ist, wie bei der Herdplatte in der Küche, die Latenz. Und deshalb sinkt die Temperatur zunächst noch weiter ab und erreicht einen Wert unter dem Soll, ein Temperaturminimum. In der Chinesischen Medizin sagen wir: Die Temperatur ist im *yin*, im Schattigeren, im Zuwenig.

Der Kreislauf beginnt dann erneut, denn die Temperatur steigt ja wieder an, wenn unser Heizstab wieder Wärme abgibt. Das Ganze geht also immer wieder an und aus und daher auch immer auf und ab. Und so entsteht eine fortlaufende Wellenbewegung, eine S- oder Sinuskurve, bei der der Sollwert gar nicht so häufig erreicht wird, wie man denkt.

Das ist das Naturgesetz der Regulation: Alles, was reguliert wird, schwankt um einen Sollwert, weil dieser immer in einer Wellenbewegung über- oder unterschritten wird. Statt einer Geraden gibt es eine Kurve mit einem Auf (*yang*) und einem Ab der Temperatur (*yin*).

Dieses Auf und Ab ist im Prinzip also überall vorhanden, wo etwas reguliert wird. Im Menschen lassen sich viele solche Verlaufskurven finden: Da wären der Stresshormonspiegel, der über

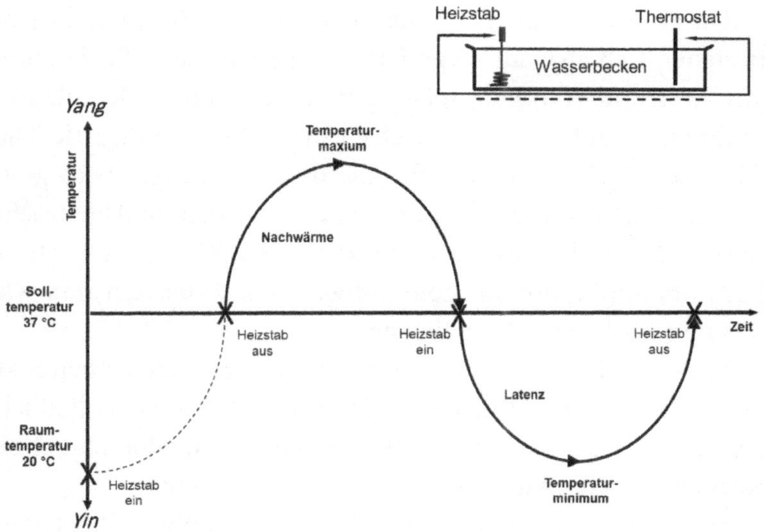

Abbildung 7: Temperaturverlauf im Wasserbecken. Bei der Regulation erzeugt die Nachwärme ein Zuviel an Temperatur. Nach dem Maximum sinkt die Temperatur wieder bis zum Sollwert ab, und der Heizstab schaltet sich wieder ein. Durch die Verzögerung (Latenz) der Erwärmung sinkt die Temperatur jedoch noch weiter in das Zuwenig (yin) ab. Erst dann regeneriert sich die Wärme im Becken, und die Temperatur steigt wieder an.

den Tagesverlauf hinweg schwankt, der Calciumspiegel schwankt ebenso wie der Vitamin-D-Spiegel über das Jahr hinweg, die Hormone der Frau schwanken im Verlauf des Monatszyklus.[6] Solche Verlaufskurven gibt es in der Natur also sehr häufig.

Diese Schwankungen in der Kurve sind also ein Naturgesetz und deshalb genauso zuverlässig wie andere Naturgesetze, genauso sicher also, wie dass ein Apfel immer nach unten fällt und nicht nach oben. Sie können uns prinzipiell sogar anzeigen, *dass* ein Vorgang reguliert wird. Und letztlich bedeutet dies auch, dass die Verläufe solcher Naturvorgänge nicht zufällig sind, sondern dass hier ein Ordnungsprinzip der Natur sichtbar wird, das Ordnungsprinzip der Regulation.

Die Kreise, die dem chinesischen Weltbild zugrunde liegen, beziehen sich also auf »regulierte« Vorgänge, und die Begriffe *yin*, *yang* und Wandlungsphasen beschreiben diese Regulation in ihrem Ablauf, sie sind zunächst ganz technische Begriffe. Die Chinesen dachten, dass es für alle diese Vorgänge etwas gibt, was ihren Lauf vorherbestimmt, und wir würden in Anbetracht unseres Beispiels vom Wasserbecken sagen: Klar, diese Vorherbestimmung beruht auf dem Sollwert – und den schauen wir uns nun noch einmal genauer an.

In der Kreisschreibweise bildet der Sollwert den Mittelpunkt eines Kreises, und ohne diesen Mittelpunkt gibt es schließlich gar keinen Kreis. Also: ohne Sollwert keine Regulation und ohne Regulation keine Kurve, kein Kreis, kein gar nichts.

Wenn man es auf den Punkt bringt, ja sogar etwas überspitzt, dann dachten die Chinesen: »Alles auf der Welt wird reguliert«. Das war auch der Grund, warum sie alles und jedes dahingehend untersuchten, ob es nicht Teil eines kreisförmigen Ablaufes sein könnte. Sie dachten, dass sie dann das Geschehen vorhersagen und vielleicht sogar ausnutzen oder doch zumindest schlimmere Folgen abwenden können.

Sie sahen also in den Gesetzen des Kreises (den »Gesetzen des Himmels«) so eine Art Weltformel, mit der man die Verläufe des Weltgeschehens vorhersagen und vielleicht sogar lenken kann. Konfuzius soll gesagt haben: Wenn man diese Gesetze (des Kreises) verstehen würde, dann könnte man die Welt regieren, als drehe sie sich auf der Hand.[7]

Die Chinesen waren und sind bis heute so etwas wie die Weltmeister der Zeichen. Daher wollten sie natürlich auch ein Zeichen haben, dass die Verhältnisse gerade dieser »Weltformel« wiedergibt. Und so ist dieses Zeichen hier entstanden:

Mit dem, was wir bisher wissen, können wir uns das Zeichen erklären: Sinuskurve und Kreis sind eines, sodass wir einen Kreis um die Sinuskurve ziehen können, als Symbol der Einheit von Kreis und Kurve. Und noch ein weiterer Sinnzusammen-

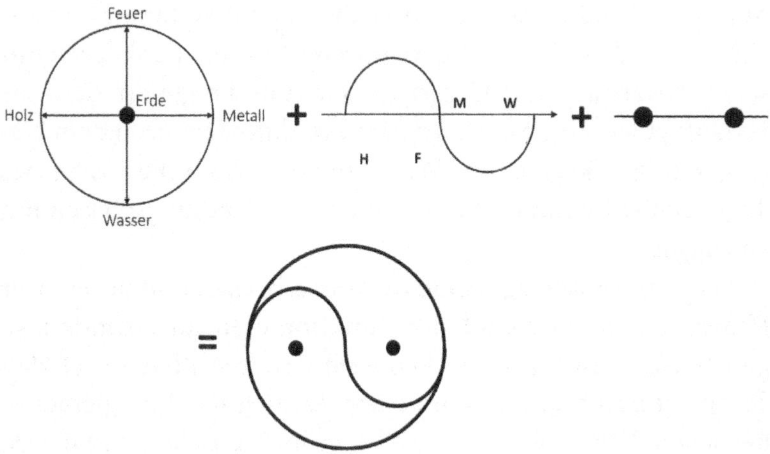

Abbildung 8: Das yin-yang-Zeichen beschreibt die Gesetzmäßigkeiten der Regulation und besteht aus der Zusammenfassung von drei wichtigen Erkenntnissen: In dem Zeichen wird die Kreisförmigkeit der Weltabläufe, der wellenförmige Verlauf der Ist-Werte und die Bedeutung des Sollwertes symbolisiert, ohne den es keine Regulation gibt. Die zwei Punkte stehen für den Sollwert, um den sich die Kurve bewegt.

hang wird hier verdeutlicht: Das Naturgesetz der Regulation beruht in unserem Beispiel vom Wasserbecken darauf, dass die Temperatur immer wieder zum Sollwert (im chinesischen Sprachgebrauch sprechen wir dabei von der Erde) zurückkehrt. Deshalb sind an zwei Stellen des Kurvenverlaufs die Sollwerte durch schwarze Punkte markiert. Das sind die beiden Punkte, an denen die Änderung des Temperaturverlaufs im Becken besonders klar sichtbar wird.

Nun haben wir das Prinzip der Regulation kennengelernt und wie man es mit *yin*, *yang* und den Wandlungsphasen beschreiben kann. Aber was hat das jetzt mit den Menschen zu tun, mit Gesundheit und Krankheit?

Denken wir noch einmal an die menschliche Energiekurve

mit den Wandlungsphasen und die vegetative Steuerung zurück. Auch diese Energiekurve unseres Körpers wird durch unsere Software aus dem Gehirn gesteuert und reguliert, denn sie verläuft ja wie eine Sinuskurve und funktioniert nach dem Naturgesetz der Regulation. Wir können deshalb die Kurve des Tag-Nacht-Rhythmus in das Modell der Wandlungsphasen mit eintragen.

Die Temperaturregulation im Wasserbecken und unsere vier Phasen der Körperregulation funktionieren im Grunde also gleich. Auch im Wasserbecken wird Power-Aufbau durch den Temperaturanstieg und damit den Anstieg der Energiemenge betrieben. Die Funktionsphase Feuer im Menschen und die im Wasserbecken haben beide das gleiche Ziel, nämlich den überhöhten Energiegehalt wieder zu normalisieren. Die Abschalt- und Relaxphase Metall führt in beiden Systemen zu Energieverlust bzw. Temperaturabfall, und die Regenerationsphase findet auch im Wasserbecken statt, indem sich die Temperatur und die Energiemenge allmählich erhöhen und damit langsam wieder regenerieren.

In Abbildung 9 ist in den unteren Zeilen also die Symphonie der Nervensignale und Transmitter dargestellt, die nach der westlichen Medizin als Steuerungssignale die Arbeitsbereitschaft und Energie des Körpers erzeugen. Darüber haben wir schon ganz am Anfang gesprochen, Sie werden sich erinnern: Datenkabel aus dem Stammhirn, die uns aktivieren und deaktivieren, denn die Organe sind an einen Computer namens Gehirn angeschlossen und funktionieren über spezielle Softwarepakete. Zwei davon kennen wir schon etwas besser, das Softwarepaket für Alarm, Kampf und Anspannung ist der Sympathikus, das für Ruhe, Regeneration und Entspannung ist der Parasympathikus. Auch das Darmnervensystem und andere Softwarepakete für alle denkbaren Körperfunktionen gehören hierzu. Sie erzeugen die Energiekurve – und nach Vorstellung der Chinesischen Medizin kann man an der Körpersprache er-

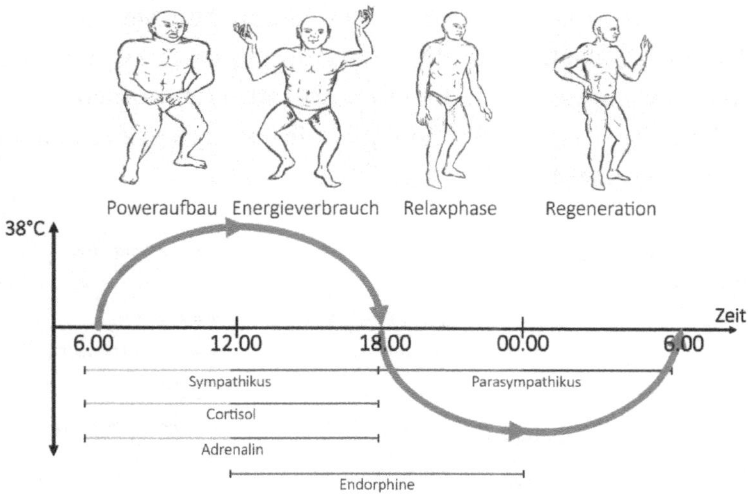

Abbildung 9: Das Konzert der nervlichen Funktionen im Tagesverlauf. Der Sympathikus aktiviert den Körper (Alarmgeflecht), der Parasympathikus erzeugt Ruhe und Regeneration. Auch die Stresshormone Cortisol und Adrenalin sowie die manchmal als »Glückshormone« bezeichneten Endorphine werden an die Anforderungen des Tagesverlaufs angepasst.

kennen, in welchem Stadium der Energiekurve sich ein Mensch befindet.

In der Abbildung 9 sind daher in der obersten Zeile Menschen abgebildet, die eine für die Wandlungsphase, in der sie sich befinden, jeweils typische Körpersprache aufweisen. Die Lehre der Körpersprache geht in der Chinesischen Medizin aber weit über die reine Gestik eines Menschen hinaus. Gruppen von ganz spezifischen körperlichen Zeichen, sogenannte Funktionskreise, zeigen wie Indikatoren an, in welcher Wandlungsphase sich der Mensch gerade befindet. Sie werden nach den Körperregionen im Leibesinneren benannt, die während dieser Wandlungsphasen symptomatisch werden.

Und anhand dieser von außen erkennbaren Zeichen können nun unser Körperzustand und unser Lebensgefühl abgelesen werden. Diese Zeichen sind in der Chinesischen Medizin haarklein über die Jahrtausende hinweg zusammengetragen und in ein umfassendes System der Diagnose integriert worden.

Als Beispiel sind in Abbildung 10 die wichtigsten Zeichen der Wandlungsphase Holz dargestellt.

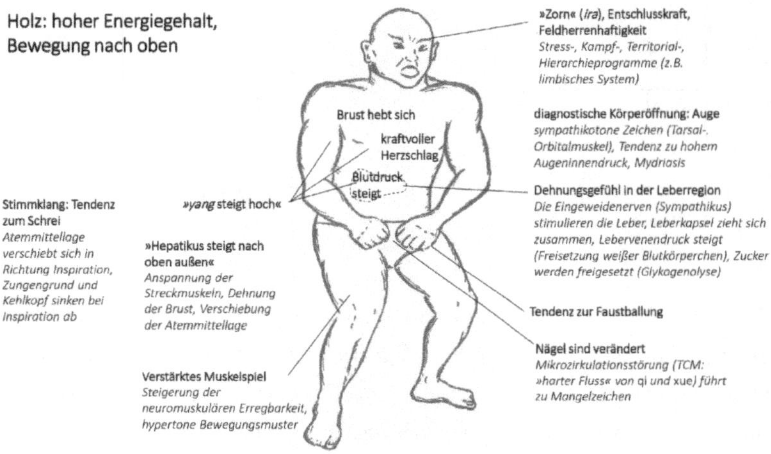

Abbildung 10: Die Wandlungsphase Holz ist an einer eigenen Gruppe von Indikatoren erkennbar, die nach der Leberegion benannt werden.

Wir müssen uns noch einmal ganz klarmachen, was nun einen Funktionskreis ganz genau ausmacht:

- Funktionskreis (Orbis) ist eine Gruppe diagnostisch wichtiger Funktionen und Zeichen, die die Aktivität einer Wandlungsphase anzeigen.
- Sie werden nach einer Leibesregion benannt, z. B. der Lebergegend, die dabei symptomatisch werden kann.
- Die Akupunkturpunkte, die auf diese Zeichen, die zugehörigen Funktionen und die entsprechende Körperregion wirken, werden als Leitbahn (»Meridian«) bezeichnet.

So ein Funktionskreis ist also ein Muster (»pattern«) der Erscheinungen, die zu einer Wandlungsphase gehören.

Die ersten vier Funktionskreise, die wir uns merken wollen, werden nach den Körpergegenden der Leber, des Herzens, der Lunge und der Niere benannt.

Um eine Verwechslung mit dem Organbegriffen der westlichen Medizin zu vermeiden, spricht man aber z. B. nicht von »der Leber«, sondern vom Leber-Funktionskreis oder, noch besser, vom Orbis hepaticus. Das heißt zwar eigentlich das Gleiche auf Lateinisch, schließt aber Unklarheiten und Verwechslungen besser aus, wenn Ärzte der westlichen Medizin mit denen der Chinesischen Medizin sprechen wollen. Und dieser Dialog ist für eine Integration der Chinesischen Medizin unbedingt notwendig.

Solche Erkennungszeichen sind also Anzeiger der Körperregulation. Diese Zeichen erfragt und beobachtet der Arzt, um festzustellen, wie der regulative Zustand des Patienten ist, und danach wählt er die Behandlung, also etwa die Akupunkturpunkte, die Heilkräuter oder Übungen aus. Sie beeinflussen die Steuerungssignale unseres vegetativen Nervensystems oder, wie man in der Chinesischen Medizin sagt, unser *qi*.

Eigentliches Ziel der Heilkunst ist es, die Harmonie von *yin* und *yang* im Menschen herzustellen und so einen gut regulierten und daher gesunden Zustand zu erreichen. Wenn man von Harmonie spricht, dann meint man damit einen schönen Zusammenklang – sowohl in der Musik, von der der Begriff kommt, als auch im zwischenmenschlichen Bereich. Aber auch im Inneren soll Harmonie herrschen. Und damit sind wir bei dem Bild von den Weltmechanismen, das ich selbst am schönsten finde, dem Zusammenklang aller Mechanismen, die im Grunde harmonisch sind, aber doch hin und wieder ein paar schrille Töne, also Dissonanzen, erkennen lassen.

Auf die Chinesische Medizin bezogen geht es in Bezug auf

die Harmonie eigentlich um die beiden Kurvenanteile über und unter dem Sollwert. Wenn man sie schraffiert, kann man sehen, dass die Fläche über dem Sollwert genauso groß ist wie die Fläche unter dem Sollwert. In der Gleichheit dieser beiden Flächen drückt sich im Grunde die Ausgeglichenheit aus. So schlicht definiert sich die Harmonie von *yin* und *yang*, die in der Chinesischen Medizin gemeint ist.

Die schrillen Töne im Gesamtklang des Menschen sind die Symptome. An ihnen kann man mithilfe der Wandlungsphasen die persönliche Abweichung von dieser in der Natur angelegten Harmonie, die Art der Dissonanz, erkennen. Es geht also um den Ausgleich der Wandlungsphasen, den harmonischen Zusammenklang der Funktionskurven und letztlich auch der damit verbundenen Emotionen.

Denn die vier Wandlungsphasen sind ja nichts anderes als Abweichungen von dieser inneren Harmonie, dem Sollwert, die wir wiederherstellen möchten. Es geht also in der Chinesischen Medizin darum, etwas zu tun, was der Körper eigentlich von Natur aus anstrebt, aber manchmal nicht erreichen kann – es ist eine Hilfe zur Selbstheilung, mit dem Symptom, der Dissonanz, als Wegweiser, nicht als Feind.

Im *yin-yang*-Zeichen, das wissen wir schon, wird die Rolle des Sollwertes durch die beiden Punkte ganz besonders betont. Von ihnen scheint eine fast magische Kraft auszugehen, die die zu hohen Werte nach unten senkt (*Downregulation*) und die zu tiefen Werte nach oben bringt (*Upregulation*). Der Sollwert steht im Mittelpunkt unseres Kreises, der im Beispiel der Insel den Namen Erde trägt. Man nennt diese Kraft deshalb auch die Kraft der Erde.

Und so heißt es in den alten Schriften: »Es gibt vier Wandlungsphasen und die Erde … Sie ist der Dreh- und Angelpunkt des Systems, die zentrale Instanz der Umpolung.«[8] Mit Umpolung ist dabei der Wechsel von *yang* nach *yin* gemeint.

Die Erde steht hier für die Kraft, die den Verlauf der Sinuskurve immer wieder zum Sollwert zurückbringt. Eine allzu große Abweichung wird dadurch vermieden, und die Werte schwanken immer nur in einem bestimmten Maß um den Sollwert.

Im Menschen ist das die Kraft, die uns gesund hält, unsere Selbstheilungskraft, die wir unbedingt in Ordnung halten und stützen müssen.

Wenn diese Regulations- und Selbstheilungskräfte überfordert werden, dann kann das Krankheitszeichen und Symptome erzeugen. Die Gruppe von Zeichen, die anzeigen, dass die *Downregulation* gerade sehr stark gefordert ist, werden nach dem Magen benannt, also Magenfunktionskreis oder Stomachorbis. Das ist z. B. bei einer Stressgastritis der Fall, einer Magenentzündung durch zu viel Power-Aufbau.

Bei der *Upregulation* muss Energie aufgebaut werden. Deshalb werden Nahrungsmittel aufgenommen und im Stoffwechsel umgesetzt. Daran ist die Bauchspeicheldrüse beteiligt, die neben der Milz liegt – und daher ist es der Milz-Pankreas-Funktionskreis, der beim Energieaufbau überfordert werden kann.

Diese beiden Funktionskreise werden als die beiden Orbes der Erde oder der Mitte bezeichnet. Daher wird häufig auch von der Erde als eigene, fünfte Wandlungsphase gesprochen, und es hat sich eingebürgert, von der »Lehre der fünf Wandlungsphasen« oder der »Fünf-Elemente-Lehre« zu sprechen.

Qi im Sinne der Chinesischen Medizin ist, wie wir schon am Anfang unseres Buches gelernt haben, medizinisch betrachtet ziemlich genau das Gleiche wie Nervenimpulse. In der westlichen Medizin weiß man, dass die Steuerungssignale aus elektrischen Impulsen bestehen, und man könnte das *qi* daher als eine vegetative Wirkkraft bezeichnen, die eine bestimmte Funktion, eine Arbeit des Körpers, anregt. Man kann die darauf beruhende Medizin daher ohne Weiteres als eine Medizin der Funktionen oder sogar als Energiemedizin bezeichnen.

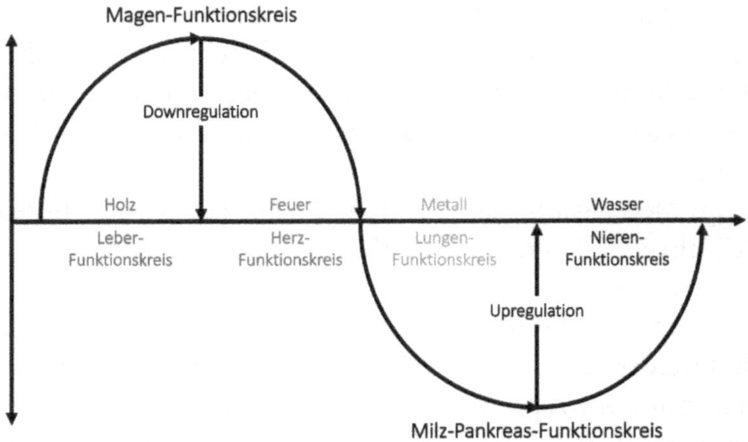

Abbildung 11: Die Aktivität der Downregulation erkennt man an den Zeichen des Magenfunktionskreises, die der Upregulation am Milz-Pankreas-Funktionskreis.

In der Chinesischen Medizin gibt es einige praktische Verfahren, mit denen auf das Nervensystem, und damit auf das qi, die »Energie«, eingewirkt werden kann – etwas, das die westliche Medizin nicht leisten kann und was wir daher gut und dringend gebrauchen können. Das fängt damit an, dass die Chinesische Medizin das Nervensystem durch Akupunktur verändern kann, dass die Gesundheitsübungen das Lebensgefühl in der Tiefe der Seele verändern und dass Kräuter sehr genau auf Beschwerden abgestimmt werden können.

So wirken etwa chinesische Heilkräuter ganz erstaunlich gegen Covid[9], und auch die chinesische Küche kennt schon seit Jahrtausenden den Leitsatz »Du bist, was du isst« und handelt danach. Es gibt daher neben der verbreiteten chinesischen Küche noch eine chinesische Gesundheitsküche, über die man ein eigenes Buch schreiben könnte. Sie basiert auf der Vorstellung, dass sich Nahrungsmittel auf die Körperfunktionen auswirken. Ihre Wirkungen werden dabei entsprechend der Wandlungsphasen eingeteilt, auf die sie Einfluss haben. Die wichtigsten Wirkungen werden dem ungefähren Geschmack und der Farbe zugeordnet, die man ebenfalls in die Sinuskurve der Wandlungsphasen eintragen kann.

Alle Behandlungen in der Chinesischen Medizin sind ganz auf die individuelle Konstellation der Zeichen und damit auf die Regulation des Menschen und seine ganz eigenen Beschwerden abgestimmt. Das hat damit zu tun, dass es nicht egal ist, an welcher Stelle der Kurve, also in welcher Wandlungsphase, z.B. Rückenschmerzen entstehen, denn sie kommen durch ganz unterschiedliche Mechanismen zustande: durch Anspannung von Muskeln in der Wandlungsphase Holz, also beim Poweraufbau, oder durch schlaffe Muskeln, die die Wirbelsäule nicht genügend halten, wie in der Wandlungsphase Metall. Auch Rückenschmerzen der Wandlungsphase Feuer gibt es natürlich, die z.B. mit schmerzendem Nacken im Homeoffice einhergehen. Denn da sitzt man meist nicht ergonomisch und erschöpft sich emotional, weil man häufig mehr »Gas gibt«, als man eigentlich kann.

An den Begleiterscheinungen der Rückenschmerzen, sprich an den übrigen Körperzeichen, kann man feststellen, in welcher der vier Wandlungsphasen die Schmerzen entstanden sind. Den richtigen Zusammenhang zwischen den Beschwerden und der Steuerung des Körpers herzustellen, ist für die Ursachenfindung sehr wichtig. Dabei geht es dem Arzt der Chinesischen Medizin auch und vor allem um das Lebensgefühl seiner Patienten, das sich mit den Wandlungsphasen ändert. Mit einer solchen Diagnose in der Hand kann man dann z.B. die richtigen Akupunkturpunkte und andere Maßnahmen erkennen und die Beschwerden meist lindern oder beseitigen.

Eine einzige westliche Diagnose wie Hexenschuss oder Verspannung im Rücken hat also häufig mehrere mögliche Ursachen, die die Chinesische Medizin anhand des Systems der Wandlungsphasen erkennen kann. Diese westliche Diagnose ist deshalb für die Chinesische Medizin meist nicht eindeutig genug. Wollte man z. B. das Symptom »Rückenschmerz« behandeln, dann würde man vielleicht eine Gruppe von Akupunkturpunkten wählen. Die passen dann vielleicht für die Schmerzen der Wandlungsphase Holz, aber nicht für die der anderen drei Phasen. Man hätte also rechnerisch ein Viertel der Patienten richtig therapiert, die anderen aber vermutlich ganz falsch. Daher ist es so wichtig, die Symptome der richtigen Wandlungsphase zuzuordnen. Wie das in der Praxis – nicht nur bei Rückenschmerzen – aussehen kann, möchte ich Ihnen am Beispiel der kleinen Paula zeigen, zu der ich gerufen wurde, weil sie Fieber hatte. Dabei lernen wir noch ein Prinzip der Wandlungsphasen-Diagnose kennen: das Prinzip der Bewegungsrichtung von Erkrankungen.

Paula

Um 19 Uhr klingelt das Telefon, und ich bin noch an meinem Schreibtisch. Paulas Mutter ist am Apparat. Sie ist verunsichert und verzweifelt, denn ihr Kind hat Fieber, und sie weiß nicht so recht, was sie machen soll. Ich mache also noch schnell einen Hausbesuch: Das Kind liegt im Bett und hat eine Temperatur von 38,2 °C, also ein klarer Fall von Fieber. Paula ist neun und eigentlich aufgeweckt und lustig, aber zugleich ein wenig schüchtern. Jetzt schläft sie und atmet schwer. Die Mutter stellt die Frage, ob man jetzt nicht doch ein fiebersenkendes Mittel oder gar ein Antibiotikum brauche. Ich möchte aber zunächst das Instrumentarium der Chinesischen Medizin ausschöpfen.

Wie man weiß, unterliegt auch Fieber der Regulation durch das vegetative Nervensystem und ist daher ein kreisförmiger Vorgang. Deshalb ist es möglich, anhand der Zeichen, die das Fieber begleiten, zu schauen, an welcher Stelle des Kurvenverlaufs oder Kreises sich die kleine Patientin befindet. Es könnte sich z.B. um ein Fieber vom Holz- oder eines vom Feuertyp handeln, denn Fieber kann ansteigen oder abfallen. Den Punkt 38,2 °C gibt es in der Kurve deshalb potenziell zweimal, in den Wandlungsphasen Holz und Feuer, einmal im aufsteigenden und einmal im absteigenden Bereich der Kurve.

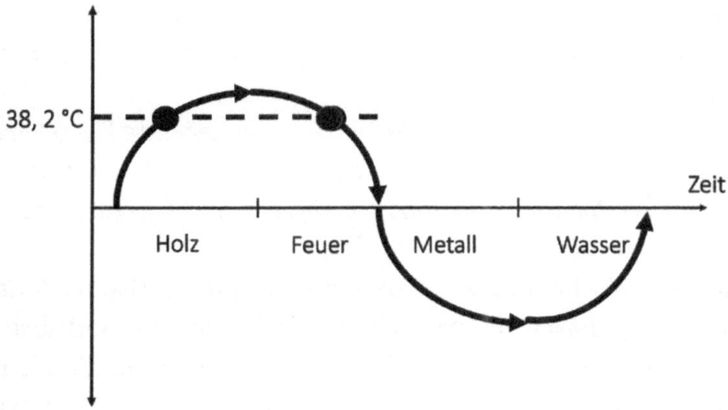

Abbildung 12: Eine einzige Messung bringt keine eindeutige Aussage. Die Fiebermessung ergab den Wert 38,2 Grad. Für Paulas Behandlung ist es wichtig zu wissen, ob bei ihr an diesem Messpunkt ein Ansteigen oder ein Abfallen der Temperatur zu erwarten ist. Wichtiger als die Genauigkeit der Messung ist hier also die Bedeutung der Temperatur für den Verlauf der Erkrankung: Die Richtung, die »Direktionalität«, der biologischen Bewegung der Krankheit zu bestimmen, ist ein wichtiges Prinzip der Chinesischen Medizin.

Das Ergebnis der Temperaturmessung alleine sagt also noch nicht aus, ob sich der Zustand des Kindes über Nacht dramatisch verschlechtern wird oder ob es sich bis zum Morgen von alleine gesund schläft. Denn: Befindet sich das Kind in der Wandlungsphase Holz, also im ersten Teil der Kurve, dann wird es auffiebern, denn im Holz steigen die Werte ja noch an. Befindet sich das Kind aber in der Wandlungsphase Feuer, dann wird es in der Nacht noch heiß sein, aber die Temperatur wird am Morgen abgeklungen sein. Ich muss also auf die anderen körperlichen Zeichen der Patientin achten.

Das Kind liegt ruhig und schläft, es zeigt keine Zeichen von Krämpfen, Zuckungen, stakkatoartigem Husten oder von körperlicher Anspannung, die mit nächtlichen Bewegungen einhergehen könnte. Das alles würde auf die Wandlungsphase Holz hindeuten. Vielmehr hat es eine rote, durchschimmernde Haut, ein erkennbar rasch pochendes Herz und ist insgesamt schweißig, wie das in der Wandlungsphase Feuer häufig zu beobachten ist.

Ich kann die Mutter also erst einmal beruhigen, selbst die Paracetamol-Fiebertropfen wird sie ihrer Paula nicht geben müssen. Und tatsächlich: Am nächsten Morgen ist das Kind fieberfrei und wacht gebessert auf.

Die Chinesische Medizin ordnet die Symptome also nach den Wandlungsphasen ein, nach einem Modell der auf- und absteigenden Bewegungen. Dabei kann sie erkennen, ob die kleine Patientin sich zum Sollwert hin in das Gesunde oder weg vom Sollwert ins Kranke hinein bewegen wird. Man spricht dabei vom Prinzip der Bewegungsrichtung, in der Fachsprache der Chinesischen Medizin heißt es das Prinzip der Direktionalität.

Dass der gleiche Messwert in diesem Modell der Regulation zwei ganz verschiedene biologische Bedeutungen haben kann, führt also wieder zurück zur Problematik der Normwerte, die so häufig nichts für die Praxis Brauchbares ergeben: Es gibt Patienten, die krank sind und Normwerte haben, und andere, die nicht in der Norm liegen, aber individuell einigermaßen gesund sind. Und dann gibt es viele Patienten, die krank sind, aber bei denen die biologische Bedeutung der kranken Messwerte nicht klar ist, wie bei unserer Paula.

Diese Bedeutung erkennen wir eben nur, wenn wir wissen, in welcher Wandlungsphase sie sich befindet. Das ist das geniale Prinzip dieser Medizin: Sie folgt der klugen Entscheidung des Körpers, der durch seine Symptome und Zeichen zeigt, wohin sich der Prozess entwickelt. Daran zeigt sich die Intelligenz des Körpers, und ein Arzt sollte dieser Wegweisung folgen.

Als Regulationsmedizin geht die Chinesische Medizin also von einem ganz individuellen Normalwert aus, dem Sollwert. Der natürliche Verlauf der täglichen Funktionen und Körpergefühle pendelt gewissermaßen um den individuellen Sollzustand herum. Es gibt also den »geraden Weg des Soll- oder Zielwertes« und den »Pendelweg« der tatsächlichen Funktionen in Form der Sinuskurve.

Und diese beiden Verlaufswege haben etwas miteinander zu tun, sie entstehen ja nicht zufällig, sondern die Kurve mit den tatsächlichen Werten richtet sich nach dem Sollwert, dem Sollzustand oder der Erde aus. Letztlich ist ja der Soll- oder Normalzustand das eigentliche Ziel des Regulationsvorganges und bestimmt somit die Gesamtrichtung.

Und genau das ist gemeint, wenn man in der Chinesischen Medizin sagt: »Der Weg ist das Ziel«. Der *tatsächliche Zustand*, also z. B. der Weg des Fieberzustandes von Paula, enthält also immer eine unsichtbare Botschaft über den *anderen Wegverlauf*, den geraden Weg des Sollwertes, den Paula *eigentlich* haben sollte. Aber wir wissen, in welcher Weise sie sich vom geraden Weg entfernt hat, denn wir kennen die Wandlungsphase, in der sie sich befindet. Und die heißt Feuer, und das führt geradewegs auf den Sollwert, den geraden Weg, zu. Das Wort *dao* bedeutet also beides: Weg und Ziel.

Das dritte Zeichen: Entdeckung beim Italiener

Wir haben bisher – Sie haben es gemerkt – zwei der drei Zeichen, die ich am Anfang als elementar für das chinesische Welt- und Menschenbild bezeichnet habe, erklärt. Das *yin-yang*-Zeichen haben wir mit der Sinuskurve in Zusammenhang gebracht und daraus die Wandlungsphasen erklärt. Und diese Wandlungsphasen bilden in ihrer Abfolge einen Kreis oder ein Rad, das Rad des Lebens. Wie aber bringen wir nun das dritte Zeichen, die Spirale, damit in Verbindung? Ich mache mir immer wieder Gedanken darüber, wie man die Bedeutung dieses Zeichens am einfachsten erklären kann.

Vor einiger Zeit habe ich beim Italiener auf einen Freund gewartet, der sich ein bisschen verspätet hatte. In diesem Restaurant steht immer ein kleines Behältnis mit Zahnstochern auf dem Tisch. Aber an diesem Tag, als ich, wie gesagt, auf meinen Freund wartete, hatte ein Kellner seinen Korkenzieher, den er für das Öffnen einer Flasche am Nebentisch gebraucht hatte, auf dem Tisch liegen lassen.

Ich nahm dieses Ding in die Hand, drehte und wendete es ein bisschen, betrachtete es von allen Seiten und spielte mit der anderen Hand mit dem Zahnstocher. Irgendwie habe ich dann den Zahnstocher in die Spirale des Korkenziehers hineingesteckt und dieses Gebilde dann hin und her gedreht. Dabei kam mir eine entscheidende Erkenntnis. Wenn ich den Zahnstocher durch die Spirale des Korkenziehers von der Spitze her anschaue, dann sehe ich, dass die Spitze in der Mitte steht und dass die Spirale von dieser Seite aus betrachtet einen Kreis bildet. Das hat mich an den Kreis der Sonne und der Wandlungsphasen erinnert.

Wenn ich den Korkenzieher von der Seite her anschaue und wieder den Zahnstocher hineinstecke und das Ganze dann gegen das Fenster halte, dann sehe ich das Auf und Ab – von der Seite ist also die Sinuskurve zu erkennen. Die Sinuskurve ist also eigentlich eine Spirale, und mit der bohrt man sich durch den Korken einer Flasche. Und bildlich gesprochen drehen wir uns mit dem Rad des Lebens wie mit dem Korkenzieher durch das Leben, und so entsteht der eigene Lebensweg.

Das Rad ist eine Sinuskurve – das wissen wir schon –, und die Sinuskurve ist eigentlich eine Spirale! Wenn das Rad der Wandlungsphasen ganz rund ist, dann ist die Spirale des Korkenziehers auch nicht verbogen, und wir können ihn gerade in den Korken drehen, in seinen ihm vorbestimmten Weg. Hat einer der Kreise in der Spirale aber eine Unwucht oder, in der Sprache der Wandlungsphasen, nimmt eine der Wandlungsphasen zu viel Raum ein, wird dieser Teil des Korkenziehers ganz schief. Dann kann man den richtigen Weg in den Korken nicht mehr finden.

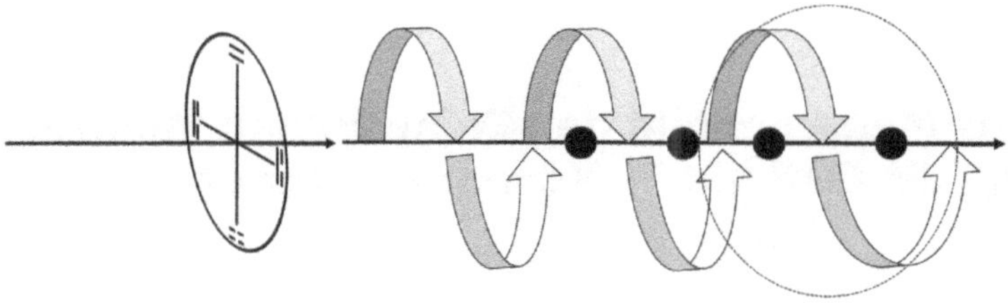

Abbildung 13: Die Kreisbewegung kann man als Spirale auffassen, die sich wie eine Schraube durch das Leben dreht.

Das Ganze ist also ein Bild für unseren Lebensweg: Ist die Kreisbildung der Spirale oder unseres Korkenziehers einigermaßen ausgeglichen, dann dreht sich die Spirale so gerade wie eine Schraube durch die Zeit. Und dann nimmt sie ihren guten, eingeborenen Weg auf das uns bestimmte Ziel zu. Und diesen gesetzmäßig den Dingen innewohnenden Weg, den nennt man *dao*. Er ist im Rad der Wandlungsphasen dort, wo die Mitte, die Erde ist. Im Mittelpunkt der Speichen des Rades, denn dort ist das Nichts, der Nullpunkt unserer Sinuskurve, der Sollwert, die Erde im Kreis der Sonne.

Daoismus – das ist also in diesem Sinne übersetzt die Philosophie des innewohnenden Lebensweges, die anerkennt, dass es ein ordnendes Prinzip in der Welt gibt, das Prinzip der prästabilierten Harmonie, der Regulation.

Im Wein liegt also wirklich die Wahrheit, aber eben nicht im Suff, sondern auf dem Weg zum Wein, der nun einmal unweigerlich über den Korkenzieher führt. Ist doch eigentlich ganz einfach.

Das Menschenbild der Chinesischen Medizin – wie die Gefühle im Körper entstehen

Nun haben wir uns also das Weltbild der Chinesen vor Augen geführt und das Ordnungsprinzip von *yin*, *yang* und Wandlungsphasen kennengelernt. Dieses Weltbild bezeichnet man manchmal auch als chinesische Kosmologie, man könnte auch Lehre vom Universum sagen, oder sogar als »Lehre vom Weltenklang«. Das ist auch nicht wirklich falsch, lenkt unsere Aufmerksamkeit aber vielleicht in die falsche Richtung.

Im Grunde geht es doch darum: Da der Mensch nach den gleichen Gesetzen gesteuert wird, die auch die Sternenbewegung beschreiben, kann man ihn ohne Weiteres auch als einen Mikrokosmos bezeichnen, der in dem großen Kosmos, dem Makrokosmos, seine eigene Rolle spielt. Dabei ist natürlich auch die Erde, auf der wir leben, ein Teil dieses großen Makrokosmos. Es geht also um unsere Rolle auf der Welt, sozusagen im Gefüge der geordneten Kräfte des Himmels und der Erde, unsere Rolle in einer Weltordnung.

Der Mensch zwischen Himmel und Erde

In dieser Ordnung, so die chinesische Philosophie, steht deshalb der Mensch zwischen Himmel und Erde und wird wie diese vom großen, allgemein wirkenden Ordnungsgesetz durchdrungen, das man in China mit den Worten *yin*, *yang* und *dao* beschreibt; wir würden sagen: dem Gesetz der Kreise und der Regulation.

Weil dieses Ordnungsgesetz nach der chinesischen Denkart alles und jeden durchdringt, nennt man die chinesische Philosophie auch den chinesischen Universalismus. Man meint damit, dass sich buchstäblich in allen Einzelerscheinungen, in der großen Vielfalt des Weltgeschehens und auch im Menschen, stets dieses einzige große Ordnungsprinzip der Welt widerspiegelt. Das ist so ein bisschen wie die Puppe in der Puppe, die Matroschka, so habe ich es am Anfang erklärt. Am Anfang sieht man die größte Puppe ganz außen, das Weltall, und dann folgen immer weiter innenliegende Systeme, die dem Weltall und damit dem Naturgesetz der Regulation folgen: die Jahreszeiten, der Staat, die Familien, der Einzelmensch.

Diesen kulturellen Hintergrund haben wir im Kapitel über das Weltbild der Chinesen als Grundvoraussetzung für die Entwicklung der Chinesischen Medizin kennengelernt. Als Voraussetzung für die Entwicklung – aber nicht als Bedingung für die Anwendung.

Das ist bei Heilverfahren häufig so: So war z. B. die christliche Kirche vor tausend Jahren eine Voraussetzung für die Medizin der Hildegard von Bingen, aber die Kräuter wirken auch heute noch. Unser Ziel ist es ja, die Medizinformen der Welt miteinander zu verbinden und zu vereinen, um die Wirkungen der Heilmittel für alle Menschen auf der Welt zugänglich zu machen. Es ist mir deshalb wichtig, die großen Gemeinsamkeiten in den Vorstellungen der Menschen auf der Welt erkennbar zu machen.

Denn die Vorstellung des Universalismus ist ja nichts alleinig Chinesisches – das göttliche Ordnungsprinzip des Judentums und der Christenheit durchdringt ebenso alles und jedes, und auch im Islam gibt es den Glauben an einen einzigen Gott, der die Welt regiert, und an dessen universelle, ordnende Kraft.

Jemand, der mit allen diesen Glaubensgemeinschaften – und zudem in deren eigener Sprache – kommunizierte, war der Philosoph und Mathematiker Gottfried Wilhelm Leibniz. Er war auch einer der ersten westlichen Gelehrten, die das *I Ging*, das wichtige und grundlegende Buch zur chinesischen Weltanschauung und Philosophie, zu Gesicht bekamen. Es ist die älteste Quelle für die Ursprünge des chinesischen Denkens, und daher wollen wir uns etwas damit beschäftigen.

Leibniz soll das Buch am Ende eines kleinen studentischen Gelages an der heutigen Universität Erlangen erhalten haben. Er erkannte sofort, dass *yin* und *yang* in dieser alten Quelle durch eine Kombination aus zwei Zeichen codiert werden, die ein binäres Zahlensystem bilden, d.h. für null und eins stehen. Mit diesen beiden Zeichen wurden auch die vier Wandlungsphasen beschrieben, sodass die Kreisgesetze der Regulation also ursprünglich mathematisch dargestellt wurden. Erst ab dem 3. vorchristlichen Jahrhundert sind die heutigen Namen immer gebräuchlicher geworden. Das ist ein weiterer Hinweis darauf, dass die Chinesische Medizin auf einer eigenen Form der Naturwissenschaft aufgebaut ist, die auf einer mathematischen Grundlage beruht. Leibniz übernahm nicht nur die binären Zahlen, sondern integrierte auch das *yin-yang*-Zeichen in seine Philosophie. Es ist nie ganz geklärt worden, ob Leibniz die binären Zahlen seinerseits schon gefunden hatte und in dem Buch wiedererkannte.

Leibniz geht auf seinen Fund unter der Rubrik »einige Beylagen« in seinem Hauptwerk *Theodizee* ein. Das Wort Theodizee stammt aus dem Griechischen und bedeutet »Gerechtigkeit Gottes« oder sogar »Rechtfertigung Gottes«. Man bezeichnet damit die sehr alte Frage danach, warum ein allmächtiger und gütiger Gott das Schlechte in der Welt zulässt, und Leibniz hat diese Frage für das Christentum gestellt und zu beantworten gesucht. Vereinfacht könnte man seine Antwort so verstehen: Gott regiert die Welt über das Mittel einer »prästabilierten Harmonie«, also über einen vorab durch ihn festgelegten Sollzustand, der die Welt grundsätzlich harmonisch und ausgeglichen gestaltet und daher insgesamt für die Welt notwendig und daher gut ist. Dieser Zustand wird – so würden wir es heute ausdrücken – durch Regulation hergestellt, und deshalb weicht die

Welt immer vom idealen Zustand ab. Die schlechten Zeiten kommen zustande, weil es – in chinesische Terminologie gefasst – nicht nur *yang* geben kann. Es gibt nach der Naturgesetzlichkeit der Regulation eben auch ein *yin*. Die Welt ist daher nicht insgesamt schlecht und hoffnungslos, sondern es ist eine Notwendigkeit, dass es auf und ab geht und in Phasen auch mal schlecht läuft. Wir sehen also, dass es erkennbare Parallelen zwischen unserer westlichen Ideenwelt und dem klassischen China gibt.

Kommen wir hier noch mal auf unseren Fall der kleinen Patientin Paula zurück: Alle Zeichen und Symptome, die bei ihr aufgetreten sind, haben wir in den Zusammenhang einer Wandlungsphase gestellt und konnten so die richtige Diagnose stellen. Es ist also entscheidend, wie sich dieses abstrakte Ordnungsprinzip von *yin*, *yang* und *dao*, den Wandlungsphasen und ihren Manifestationen, den Funktionsmustern, ganz konkret am Menschen äußert.

Dazu ist es wichtig, die Zeichen der Körpersprache der Chinesischen Medizin noch besser zu verstehen. Und am besten kann man die Zeichen dieser in Wellenbewegungen erfolgenden Regulation analysieren, wenn man sich als Beispiel eine kurze und heftige Wellenbewegung des *qi* im Körper als Beispiel nimmt. Dann sind die Phasen kürzer und heftiger als etwa beim Tag-Nacht-Rhythmus, und die Zeichen und auch die damit verbundenen Stimmungen treten klarer hervor.

Wir suchen uns also einen Vorgang, den wir wie den Tag-Nacht-Rhythmus als einen Film betrachten können – und wählen dafür Olympia aus. Da trainiert ein Mensch über viele Jahre für den Hundertmeterlauf, und dann müssen alle Träume von der ersehnten Medaille in nicht einmal 10 Sekunden Wirklichkeit werden. Das ist eine unglaubliche Herausforderung. Olympia ist also genau richtig, um bei den einzelnen Phasen eines Hundertmeterlaufs einmal richtig mitzufühlen und mitzufiebern, aber vor allem auch genau hinzuschauen. Also auf die Plätze, fertig, los!

Holz: Spannung und Kampfbereitschaft

Die Läuferin geht auf den Startblock zu, legt die geballten Fäuste auf die Bahn und bereitet sich auf den Wettkampf vor. Sie baut die Power auf, die Energie, und dabei entsteht eine äußerste Anspannung der Muskeln. Auch mental spannt sie sich an und geht in den Kampfmodus. Sie ist, ganz im Wortsinn, elektrisiert, unter Strom gesetzt durch Tausende von kleinen, elektrischen Nervenimpulsen ihres Sympathikus. Ein Alarmsignal des Gehirns setzt einen Adrenalinstoß frei, und das Nervensystem stellt den Körper blitzartig auf die physiologischen Bedürfnisse einer Alarmreaktion um.

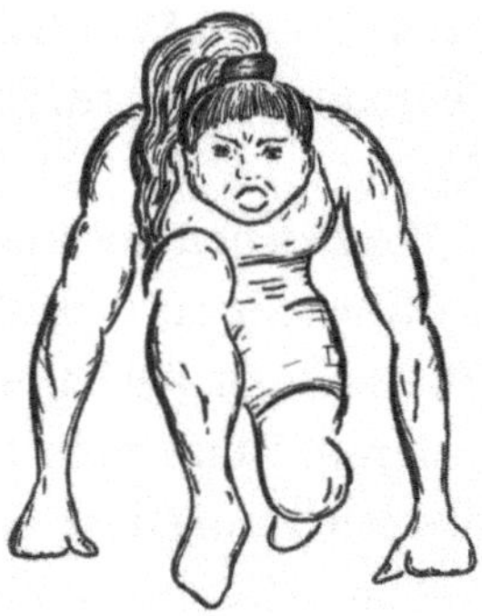

Abbildung 14: Läuferin vor dem Start: Spannung und Kampfbereitschaft.

Das ist purer Stress, und deshalb mobilisiert der Körper die in seiner Substanz gespeicherten Kräfte. Zucker und Energiestoffe im Blut nehmen zu, die Blutgerinnung wird gesteigert, denn unser Urzeitgehirn erwartet, wie in einem Kampf auf Leben und Tod, Verletzungen. Dann wird in Windeseile das Hormon Dopamin, das Hormon des Selbstvertrauens und der Entschlusskraft, ausgeschüttet. Puls und Atemfrequenz sowie vor allem auch der Blutdruck werden erhöht. Die Pupillen weiten sich, um die Sehkraft im Dunkeln zu verbessern, vorsorglich wird Schweiß zur Kühlung auf der Haut freigesetzt, und der Hautwiderstand senkt sich, die Muskelspannung wird dabei immer weiter bis auf das volle Maximum erhöht. Alles, damit der Mensch, in Alarm versetzt, schnell agieren, sich schnell verteidigen, kämpfen kann.

Diese Anspannung macht sich bei den Läuferinnen auch im rechten Oberbauch bemerkbar, am Rippenbogen. Denn dort sind die Bauchmuskulatur und das Zwerchfell angeheftet. Beide werden vor dem Laufen angespannt, um den Körper zu straffen und die Atmung auf den Lauf vorzubereiten.

In diesem Bereich liegt auch die Leber, unser biochemisches Zentrallabor, in dem fast der gesamte Energiestoffwechsel stattfindet und in dem deshalb die meisten Zucker-, also Energiereserven enthalten sind. Die Leber hilft, die Spannung über einen noch längeren Zeitraum aufrechtzuerhalten, indem diese Zuckerstoffe jetzt ebenso mobilisiert werden[10] wie die Leukozyten, die weißen Blutkörperchen, die in der Leber gespeichert waren und bereitstehen, um bei Verletzungen den Körper zu schützen und kampfbereit zu halten. Für diesen Moment der Entscheidung zieht sich außerdem die Leberkapsel mit den großen Lebervenen zusammen und presst sich dabei wie ein Schwamm aus. So wird ein voller Liter an Blut und Flüssigkeit zur Verfügung gestellt, was sehr wichtig für den maximalen Sauerstofftransport ist.

Die Gegend um die Rippenbögen und die Leber wird also nervlich und mechanisch gewaltig aktiviert und unter Spannung gesetzt, und das kann man in der Leberregion auch körperlich spüren. Versetzen Sie sich selbst einmal gedanklich in die Lage am Startblock – und Sie werden spüren, wie sich Ihre Muskulatur anspannt, an den Beinen und im Bereich der Rippenbögen, und Ihr gesamter Körper in Alarmbereitschaft geht. Es ist, als würde eine Software anspringen, die den Körper in Angriffsstimmung versetzt und somit energetisch, also funktionell, auflädt.

Mit der Aktivierung des Körpers geht immer auch eine Gestimmtheit der Seele einher, eine innere Ausrichtung des Gefühls. Das ist die Leib-Seele-Kopplung, die wir bereits kennengelernt haben, und sie zeichnet sich dadurch aus, dass wir Körper und Emotion an dieser Stelle nicht voneinander trennen können. Wenn die Aktivierung des Körpers und seiner Funktionen an- oder ausgeknipst werden, geht das einher mit Gefühlsbewegungen. Und wenn sich der Körper anspannt, spanne ich mich auch emotional an – man spricht sogar von Kampfgeist, weil sich auch unser bewusstes Denken diesem Einfluss nicht entziehen kann.

Diese Kopplung von Leib und Seele tritt in der Chinesischen Medizin auch in den Funktionskreisen zutage. Dabei sehen wir auch noch mal, dass es dabei nicht nur um das Organ Leber geht, wie wir sie im Westen anatomisch und von ihren Funktionen her kennen, sondern um alles, was wir bei diesem Wettkampf sehen, um das ganze vegetative Funktionsmuster, das nach der Leber benannt wird.

Hier geht es also um eine Leibesregion, die man verstärkt wahrnehmen kann und die die Symptome im Inneren erzeugt, um das gesamte Körpergefühl in eine bestimmte Richtung zu bewegen. Man könnte es auch die Großwetterlage der Funktionen im ganzen Körper nennen – und diese kann man dann auch an Auge, Haltung, Stimmung etc. erkennen.

Bei manchen Menschen zeigt sich diese bestimmte Großwetterlage des Körpers häufiger als andere. Das liegt an dem Zusammenhang von Körperbau und Software. Wenn der Körper und damit die Software entsprechend gebaut sind, spricht man auch von einem Hepatiker oder einer Leber-Konstitution und meint damit einen bestimmten Persönlichkeitstypus. Auf diesen Persönlichkeitstypen beruht auch eine zentrale Annahme im chinesischen Menschenbild und in der Chinesischen Medizin: Emotionen kommen nicht nur zustande, wenn man sich über jemand anderen oder etwas aufregt oder freut; es gibt sie auch ohne ärgerliche Nachbarn, böse Chefs und Familienstreitigkeiten. In Asien kennt man diese Konflikte natürlich auch, aber man sieht sie anders: Man geht davon aus, dass man eine innere, schon vorab bestehende Gestimmtheit aus dem eigenen Körper heraus entwickelt hat – und dann im Leben auf andere Menschen trifft und entsprechend dem eigenen Inneren reagiert.

Daher kommt die asiatische Weisheit »Es sind nicht die Dinge, die uns aufregen, sondern wir regen uns über die Dinge auf«. Diese Annahme finden wir auch im westlichen Denken, nämlich in der Philosophie der Stoiker. Die predigten, dass man den eigenen Charakter so entwickeln solle, dass man immer ausgeglichen ist, ganz egal, was passiert. Diesen Gedanken liegt auch die Vorstellung zugrunde, dass die Gefühle zunächst einmal aus dem Körper kommen. Unsere Medizin basierte im Grunde noch bis vor Kurzem, nämlich bis in die 1930er-Jahre hinein, viel stärker auf der alten griechischen Medizin Europas. Aus dieser Zeit stammen auch Typenbezeichnungen wie Choleriker oder Melancholiker, die wir heute noch kennen. Die Menschen scheinen also weltweit die gleichen Beobachtungen und Erfahrungen gemacht und ähnliche Erkenntnisse über die Menschen gewonnen zu haben.

Als Bild für den kraftvollen, erfolgsorientierten Typen des Hepatikers im Alltag können Sie sich zum Beispiel einen athletischen Schmied oder eine resolute Mutter vorstellen.

Für den hepatischen Funktionskreis können wir eine Ausrichtung der Körper- und Seelenfunktionen verzeichnen, bei der sich eine Persönlichkeit aus der ausgeglichenen Mittenposition herausbewegt. Bei ihr wird ein Softwareprogramm für die Leib-Seele-Einheit des Power-Aufbaus aktiviert. Das macht sie bereit für potenzielle Konflikte und damit bereit zu einer Reaktion des Zornes. Je weiter man aus dem Mittenzustand herauskommt, desto stärker steigt diese Tendenz zum Zorn, bis hin zum Wutausbruch. Ein entsprechender Auslöser triggert dann diese Emotion. Bei hepatischen Konstitutionstypen passiert das häufiger, sodass sich daraus eine regelrechte Verhaltensstrategie im Alltag entwickeln kann.

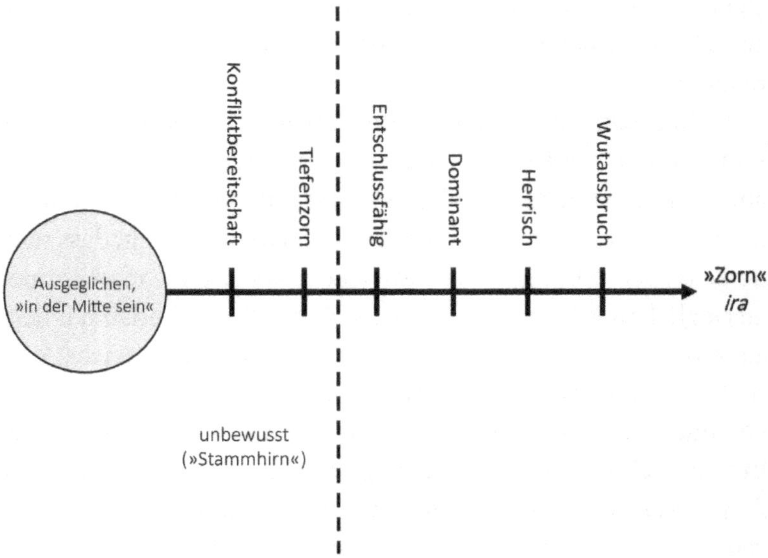

Abbildung 15: Zornesbegriff der Chinesischen Medizin: Je intensiver die Poweraufbau-Phase wirkt, desto stärker treten die Emotionen auf den »Monitor des Denkens«, kommen also ins Bewusstsein. So kann z. B. eine »normale« Entschlussfähigkeit in der Chinesischen Medizin bereits als Ausdruck einer inneren Zornestendenz verstanden werden, also als eine Art abgemilderte, maskierte Form des Tiefenzorns.

Der hier gezeigte »Zorn« ist ein häufiger Krankheitsauslöser. Er äußert sich im Alltag u.a. als Entschlussfähigkeit und Initiative und ist deshalb nicht mit einem einzigen Begriff zu übersetzen. Für das gesamte Spektrum der Erscheinungen wird deshalb das Fachwort »ira« verwendet.

Aber jetzt wieder zurück zu unserm Hundertmeterlauf, denn den Film von der Olympiade haben wir ja für einen Moment angehalten, um genauer zu sehen, wie in der Wandlungsphase Holz die Zusammenhänge von Körperfunktion, vegetativem Nervensystem und Emotionen zutage treten.

Unsere Läuferin steht ja noch am Startblock, und da können wir sie unmöglich auf Dauer warten lassen, sie muss ja noch laufen und hoffentlich auch gewinnen.

Feuer: Bewegung und Freude

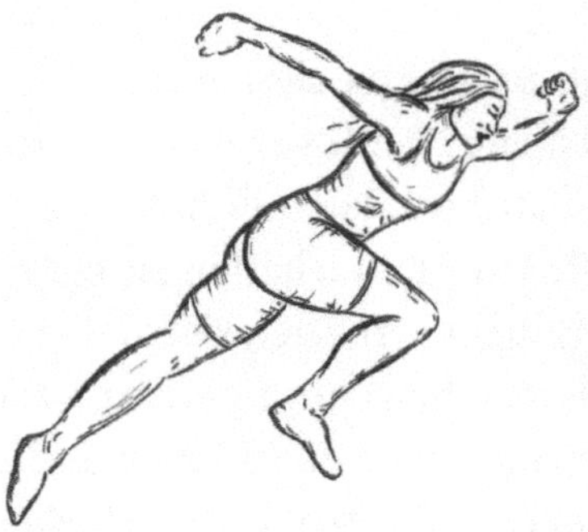

Abbildung 16: Anspannung wandelt sich in Bewegungsfreude!

Der Startschuss fällt, und unsere Läuferin rennt los – wie um ihr Leben. Da geht es schon wieder ums Ganze, aber diesmal ganz anders als in der Wandlungsphase Holz: dort die Anspannung, jetzt aber die Bewegung, die Tätigkeit. Das ist gut so, denn die Muskeln bestehen aus Fasern, die sich in der Wandlungsphase Holz allmählich wie ein Kabelstrang verhärtet haben.

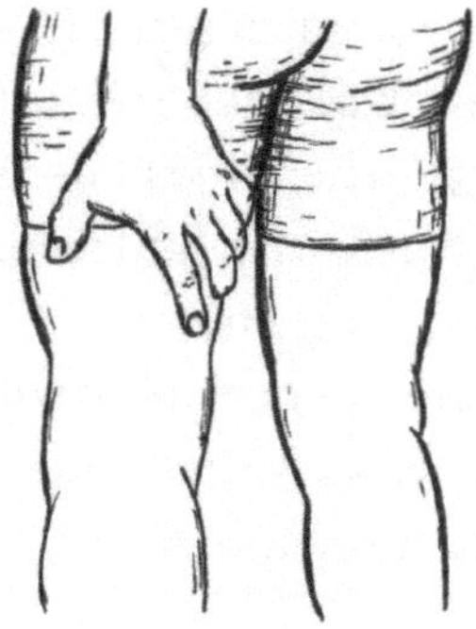

Abbildung 17: Wenn der Übergang von Holz zu Feuer verzögert ist, können Muskelkrämpfe entstehen.

Probieren Sie mal aus, was passiert, wenn Sie eine Hand über die andere legen und beide Hände gegeneinanderdrücken, aber bitte mit maximaler Kraft und das mindestens 20 Sekunden lang – schauen Sie auf die Uhr! Das schaffen Sie gar nicht so ohne Weiteres, und Ihre Muskeln verhärten sich dabei.

Verzögert sich der Start und verlängert sich dadurch die Wandlungsphase Holz, kann zu viel Anspannung entstehen, die zu einer verminderten Elastizität der Muskeln, einer Störung des Bewegungsablaufes und sogar zu verminderter Leistungsfähigkeit führt.

Das ist natürlich schlecht, also raus aus der Power-Aufbauphase Holz und hinein in die Wandlungsphase Feuer, bei der der aufgebaute Dampf im Kessel wieder abgelassen wird. Und genau dafür ist das Softwarepaket dieser Wandlungsphase geeignet.

Zuerst die körperlichen Auswirkungen: Die Muskeln waren ja angespannt, aber jetzt bewegen sie die Knochen, und die Maschine Mensch läuft und läuft. Der Muskel braucht jetzt Sauerstoff, also muss Blut in die Muskeln. Die Blutkanäle zum Muskel öffnen sich, das Blut fließt dort hinein, und das Herz muss jetzt vermehrt pumpen. Man spürt, wie sich der Kreislauf aktiviert, die Adern pulsieren, man fühlt das Herz schlagen – und nach ihm ist auch dieser Funktionskreis, dieser Orbis, benannt: Der Herz-Funktionskreis, oder besser kardialer Orbis. Insgesamt sieht man also eine Aktivierung des gesamten Kreislaufsystems.

Und auch die Gefühle unserer Läuferin ändern sich mit dieser neuen Wandlungsphase: Jetzt heißt es geistig präsent bleiben, um bloß keine Fehler zu machen. Sich ganz auf die Ziellinie konzentrieren. Sie gibt alles und ist emotional extrem engagiert. Nun geht es in die letzten Meter, die über die Medaillenplätze entscheiden werden. Jetzt muss sie die wirklich allerletzten Kraftreserven mobilisieren, darf das Ziel nicht entgleiten lassen, muss dranbleiben, bis zum Letzten, und es gelingt! Die Menge jubelt.

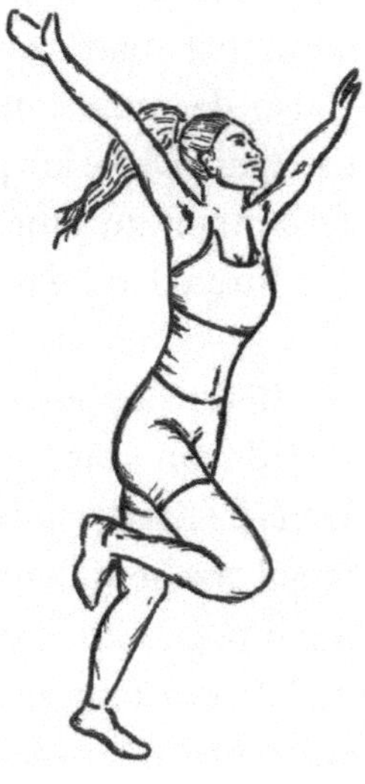

Abbildung 18: Ein lang ersehnter Moment des Erfolgs und der Freude.

Und während das Stadion tobt, schalten wir wieder zurück ins Studio und kommentieren diese Szene des Erfolges.

Das Bild vom Feuer steht für all die Energien, die nun in einem Feuerwerk der Bewegungskraft verbrannt werden, man sieht es sogar am Glanz in den Augen. Tatsächlich ist diese Präsenz, diese Sinneswachheit, dieses den Körper Fühlen eng verwandt mit dem, was man zur urzeitlichen Jagd brauchte. Und vielleicht leben wir ja beim Sport diesen Urmenschen in uns aus, vielleicht muss der auch einmal zum Tragen kommen dürfen.

Und diese »Jagd« ist ein soziales Ereignis, an dem man sich gerne beteiligt. Sie beginnt mit der intensiven Suche nach neuen Spuren, geht über in den Eifer beim Verfolgen des Ziels und endet mit dem Beutemachen, mit Freude und Jubel über den Erfolg. Dann wird genossen, mit einem gemeinsamen Festmahl, einer Feier, mit intensiven Kontakten. Und da will man sich gerne zeigen, die erste Geige spielen, ist ja klar, und so hat man die Neigung, sich ein wenig hervorzutun.

Diese gemeinsame Freude hat auch einen körperlichen Grund: Die Stresshormone hat man sich abgerannt, während die »Glückshormone«, also das emotionalisierende Serotonin und die Endorphine, ansteigen. Diese körpereigenen, dem Morphium ähnlichen Stoffe können zu einem Gefühl der Berauschung, ja, der Euphorie führen. Und das passiert jetzt auch bei unserer Läuferin.

Allerdings: Ein Zuviel dieser Euphorie und Feierlaune sollte man nicht haben, sonst wird man krank – oder gerät zumindest in einen Zustand wie überreizte Kinder auf einer Geburtstagsfeier, die, wenn sie sich emotional erschöpft haben, quengelig werden, manchmal auch zu weinen beginnen. Auch das hat einen körperlichen Grund – denn: Warum kann man denn so lange jagen und feiern? Wegen der schmerzlindernden Endorphine und der Stimulation durch Serotonin. Sie befreien die Muskulatur noch weiter, und man vergisst den Schmerz von Körper und Seele, der aber nach einiger Zeit wiederkommt, und Erschöpfung und überspielte Seelenschmerzen können eine schlimme Mischung bilden.

Menschen, die quasi immer in der Wandlungsphase Feuer leben, nennt man kardiale Persönlichkeiten. Sie sind kontaktfreudig, fröhlich, überaus tätig und bringen Herzlichkeit und emotionales Engagement ins Leben. Aber auf das rechte Maß kommt es an. Zu viel Feuer macht sich meist im geistigen und emotionalen Bereich bemerkbar. Man überfordert dann die Seelenkraft des Herzens, das *shen*, wie es in der Chinesischen Medizin heißt. *Shen* ordnet und balanciert die Gefühle aus; es erzeugt die geistige Präsenz, die für diese Phase charakteristisch ist. Auch ist es eine Kraft, die das Gehirn anregt und ordnet und zu einer guten Steuerung der Bewegungen, zu einer guten Feinmotorik führt – man ist schließlich, Wandlungsphasen-technisch gesehen, »auf der Höhe«.

Ein erschöpfter Kardialorbis kann sich in der Kreislaufsteuerung zeigen. Es besteht dann eine Neigung zur Fehlregulation des Kreislaufs mit Hitzegefühl, Schweißausbruch und Konzentrationsstörungen, die bis hin zum Kollaps gehen kann.

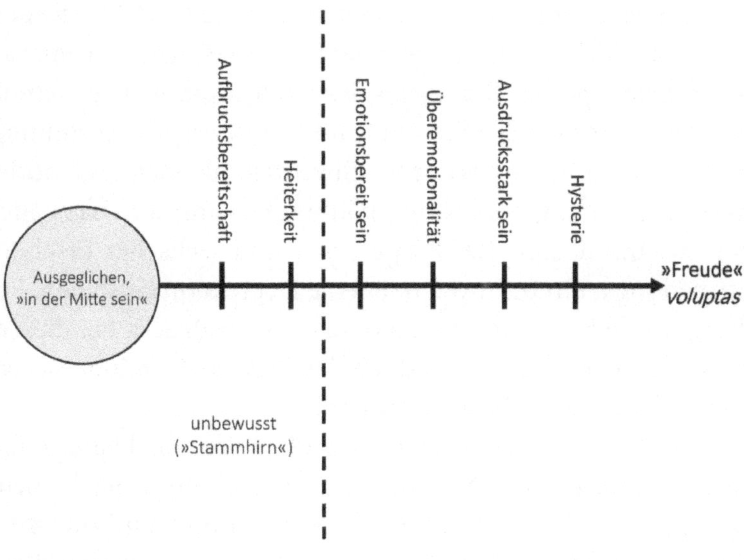

Abbildung 19: Das Spektrum der für diesen Konstitutionstyp typischen Emotionen wird hier wieder als Herausbewegtheit, also als eine Bewegung aus der Mitte, festgehalten.

Als Bild davon, wie sich der Kardialorbis im Alltag äußert, können Sie sich zum Beispiel einen charmanten Friseur oder eine gefühlsbetonte junge Frau vorstellen.

Auch an ihrer großen emotionalen Intensität kann man die kardialen Menschen erkennen. Die griechische Medizin nannte einen ähnlichen Typus, bei dem das Blut (lat. sanguis) leicht in Wallung gerät, dem die Röte ins Gesicht fährt und der sehr ausgeprägte Emotionen hat, Sanguiniker.

Im Alltag erkennt man diese zunächst unbewusste Lebenshaltung an einer spontanen Bereitschaft zum Aufbruch zu neuen Ufern und einer Art fröhlichen Neugier auf Veränderungen. Man ist kontaktfreudig und lebt gerne ein wenig in einem »Hype«. Das kann aber in eine »Freude im Übermaß« umschlagen – damit ist exzessives Feiern ebenso gemeint wie emotionale Erlebnisse aller Art –, und diese Neigung zu einer allzu starken emotionalen Intensität ist ein häufiger Krankheitsauslöser.

Denn wer immer wieder zu viel Dampf ablässt, überfordert sich schließlich und landet in einer tiefen geistigen und emotionalen Erschöpfung. Daraus resultieren Symptome wie Gefühllosigkeit, eine tiefe Ernüchterung und depressive Verstimmung, Herzklopfen und insgesamt Beschwerden, die man als emotionale Erschöpfung bezeichnen könnte. Es kann durchaus auch ein Zustand dauerhafter körperlicher und seelischer Erschöpfung, ja sogar ein Burn-out oder eine Depression entstehen. Für das gesamte Spektrum des emotionalen Ausdrucks bei diesem Konstitutionstypus wird deshalb das Fachwort »voluptas« (lat. etwa »übersteigerte Lust«) verwendet.

Das ist der Moment nach dem Lauf, in dem die Läuferin fast zusammenbricht vor Atemnot, sich die Schultern nach vorne bewegen, sie die Hände auf die Knie stützt und am Ende ihrer Kräfte ist. Und um diese Leere nach der Fülle, diese Erschöpfung der Seele nach dem seelisch-emotionalen Exzess, die Kehrseite der Medaille Feuer also, geht es jetzt.

Metall: die Luft ist raus

Die Ziellinie ist überquert, unsere Läuferin hat es geschafft. Nach der Ziellinie schnauft sie gewaltig, und es entfährt ihr ein »Uff!«, ein erster, ganz besonders tiefer Atemstoß wie ein Seufzer, etwa so, wie auch wir manchmal seufzen, wenn wir unser Tagwerk am frühen Abend erledigt haben.

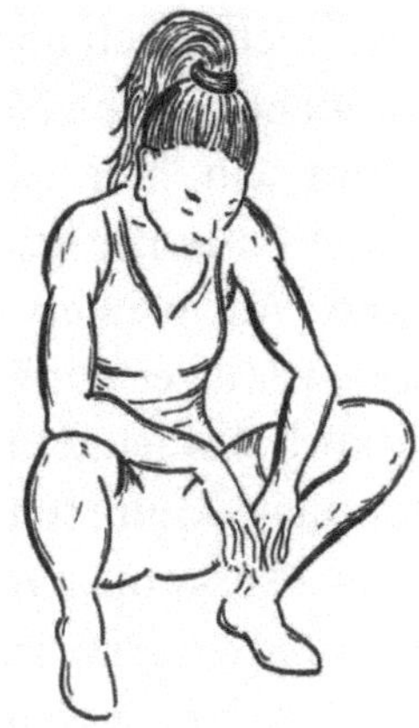

Abbildung 20: Metall bedeutet Erschlaffung, Leeregefühl und innerer Schmerz.

Haben Sie schon einmal in die Gesichter der Athleten geschaut, die den Lauf gewonnen haben? Sie kennen dieses Gefühl vielleicht auch von dem Moment nach der Prüfung oder vom Moment nach der Abgabe einer großen Arbeit: Da ist – Überraschung – zumeist erst mal keine Freude mehr im Gesicht zu sehen.

Manche wirken in solchen Momenten einfach nur leer, sind nur froh, dass es vorüber ist. Andere weinen, selbst wenn sie gewonnen haben. Das kommt daher, dass mit dem Energiedefizit ein Zustand einhergeht, den wir Tiefenschmerz nennen können. Es ist eine Art von Erschöpfung, die sich fast nach Trauer anfühlt und die ganz unabhängig ist von der Platzierung beim olympischen Wettlauf.

Schauen wir noch einmal zu unserer Läuferin: Die Reporter umringen sie und wollen eines dieser Statements nach dem Sieg haben, die für den Sportler häufig nicht sehr vorteilhaft sind. Kein Wunder, denn die Luft ist raus und damit auch das *shen*, das die geistige Präsenz erzeugt hat. Nein, jetzt noch kein Interview, erst mal zum Umziehen in die Kabine, später natürlich gerne, denn Streit will man jetzt auch nicht haben. Das ist jetzt eigentlich kein guter Moment für eine Nahaufnahme, wir wollen ja nicht allzu indiskret sein, hier geht es um das Innerste eines Menschen nach einer Extremsituation.

Also zurück ins Studio. Was passiert bei dieser verstärkten Ausatmung und bei diesem Seufzer nun? Das können Sie selbst ausprobieren. Der Brustkorb verkleinert sich, die Schultern fallen, falls Sie sich dabei nicht verkrampfen, ein wenig nach vorn. Der Brustkorb ist jetzt ganz zusammengesunken, und auch die Wirbelsäule krümmt sich nach vorne. In der Fachsprache der Medizin nennt man das eine Verschiebung der Atemmittellage in Richtung Ausatmung. Das ist eine ganz andere Atmung als beim Start, in der Wandlungsphase Holz, wo man noch einmal instinktiv einatmet, bevor es losgeht.

Auch die Gefühle verändern sich: Die Luft ist raus und das in jeder Hinsicht. Keine Lust mehr, keine Kraft. Energie, Atembewegung und Emotion hängen also unmittelbar zusammen. Man sagt zu Recht, dass die Atmung die Haltung bestimmt – und diese äußere Haltung bestimmt die innere!

Da die Atmung eine so bedeutende Rolle spielt, hängt die Wandlungsphase Metall mit dem Lungenfunktionskreis – dem pulmonalen Orbis – zusammen, von dem man in der Chinesischen Medizin sagt, dass er »die Körperseele regiert«. Dieser Funktionskreis hat also eine herausragende Bedeutung, insbesondere in Bezug auf die gesundheitsfördernde Wirkung einer gesunden Atmung.

Schauen wir uns die Atmung zunächst einmal aus Sicht der westlichen Medizin an, denn wir wollen ja die Heilkünste miteinander verbinden, und etwas, was man aus der eigenen Kultur heraus nicht erklären kann, das kann man auch nicht so leicht annehmen und integrieren.

Fassen wir das Bild noch einmal zusammen: Die Läuferin schnauft, dann seufzt sie, und dabei verändert sich ihre Körper- und Seelenhaltung.

Aber warum muss man eigentlich nach dem Laufen so viel schnaufen?

Die enorme Anstrengung vor und nach dem Start hat viel Energie verbraucht, sodass die lokalen Energiereserven nach dem Lauf vollständig verbraucht sind – man braucht mehr Sauerstoff, um das Defizit aufzufüllen, und schnauft gewaltig. Die westliche Sportmedizin spricht sogar von Sauerstoffschulden, die man durch Nachatmung wieder auffüllt.

Dieses Auffüllen der Energiereserven ist die Quintessenz der Wandlungsphase Metall. Für den Moment nach der Anstrengung ist das in Ordnung und hat eine wichtige Funktion für die Gesunderhaltung, wenn aber im Konzert der Wandlungsphasen die Metallphase zu ausgeprägt ist, dann schaltet unsere Software im Gehirn einfach zu stark auf relaxen um, wir werden müde, passiv und introvertiert oder sogar melancholisch.

Schalten wir noch einmal zurück zu unserer Läuferin und lassen wir auch da einmal ganz indiskret die Kamera in der Kabine mitlaufen. Sie hat gerade, nach all den Strapazen, eine Medaille errungen. Es wirkt von außen alles perfekt – aber wie sieht es im Inneren aus?

Die Sportlerin keucht immer noch und sitzt auf der Umkleidebank. Sie stützt die Hand auf ihre Knie, so als wolle sie auch den Oberkörper abstützen.

Das tun auch manche Asthmatiker, die keine Luft bekommen: Sie stützen sich auf der Tischkante ab, damit die Atemhilfsmuskulatur besser funktioniert. Die Haltung ist also funktionell sinnvoll. Unsere Läuferin ist etwas melancholisch, fragt sich, warum sie das alles auf sich genommen hat und worin der Sinn dieser verfluchten Medaille liegt. Der Trainer kommt herein, nimmt sie in den Arm, und sagt: »Lass gut sein, lass es einfach heraus, es tut gut, wenn die Spannung weg ist.« – und der Seufzer zeigt sich als Vorstufe zum Weinen.

Die besondere Empfindsamkeit kann man damit erklären, dass in dieser Phase das Hormon Oxytocin ausgeschüttet wird, das ein Gefühl enger Verbundenheit erzeugt. Es wird im Gehirn z. B. ausgeschüttet, wenn die Brustwarzen berührt werden, nicht nur vom Partner, sondern auch und besonders beim Stillen eines Babys. Auch das Daumenlutschen beim Säugling hat diesen Effekt – und nach der Vorstellung der Chinesischen Medizin endet genau dort, an den Brustwarzen, die pulmonale Bahn, also die Lungenleitbahn.

Die starke Wahrnehmungsfähigkeit, die Sensibilität, ja innere Schmerzhaftigkeit der Wandlungsphase Metall wird häufig auch mit den Worten Kummer oder Traurigkeit beschrieben. Die Sehnsucht nach enger Zugehörigkeit ist in diese Wandlungsphase regelrecht einprogrammiert, und diese Sehnsucht kann sich bis zur Melancholie steigern.

Man kann sich bei so viel Kummer natürlich fragen, woher dieses starke Zugehörigkeitsbedürfnis eigentlich kommt und wofür es gut sein soll, ob es also einen biologischen Sinn hat. Und wieder sehen wir, dass unser Gehirn aus der Evolution hervorgegangen ist und dass Emotionen für das Verhalten in der Gruppe und für das Überleben des Menschen eine wichtige Rolle spielen. Wir kennen das ja schon von den Wandlungsphasen Holz und Feuer: am Morgen die Kampfbereitschaft zur Abwehr von Feinden (Holz), dann im Feuer die Jagd als soziales Ereignis mit Festschmaus, sozialer Selbstdarstellung und Partnerwahl. Und nun im Metall diese starke Bindungs- und Einordungsbereitschaft, die bis zur schmerzhaften Sehnsucht nach Verschmelzung, zu einer Sehnsucht nach Symbiose gehen kann. Darin liegt ein

Schutzmechanismus, nicht nur für Babys. Versetzen wir uns noch einmal in den Urmenschen hinein.

Die Wandlungsphase Metall folgt, wie wir gesehen haben, auf eine Anstrengung, auf die Phase des Feuers. Im Tagesverlauf hat sie daher eine Beziehung zur Dämmerungszeit, sie dient zur Vorbereitung auf den Schlaf in der Nacht. Für den Urmenschen hieß das, sich in der Gruppe zusammenzuschließen, denn alleine ist man dem Säbelzahntiger schutzlos ausgeliefert, wenn aber viele beieinander sind, dann kann man sich besser verteidigen.

Außerdem gilt: Als Teil der Masse fällt man weniger auf, man kann in der Menge verschwinden. Denn im Metall habe ich zu wenig Energie, um mich selbst zu verteidigen und zurückzuschlagen, so wie es etwa im Holz der Fall ist.

So entsteht dann allmählich eine soziale Verhaltensstrategie, die in der Natur das Überleben sichern sollte und sich im Menschen unserer Zeit fortsetzt – das hat allerdings auch negative Auswirkungen. »Früh krümmt sich, was ein Häkchen werden will«, sagt der Volksmund. Also verbiegt man sich, vergisst den inneren Klang, der einen einzigartig macht, und passt sich an, erfüllt die Erwartungen, damit man nicht »aus dem Rahmen« fällt. Gerade Kinder tun so etwas häufiger, etwa wenn die Bindungsverhältnisse in Familien nicht klar sind oder die Familie – in den Augen des Kindes – auseinanderzubrechen droht. Oft tritt so etwas bei Scheidungskindern auf, die hoffen, die Eltern wieder zusammenbringen zu können, wenn sie »besonders artig« sind. Obwohl das Kind keine Schuld trägt, entstehen so manchmal Schuldgefühle, die sich im Erwachsenenleben häufig fortsetzen. Solche Menschen wollen alle Regeln und Erwartungen erfüllen und werden im Alltag, nicht ganz ohne Selbstverleugnung, großartige Teamplayer. Das ist sehr gut für das geordnete Zusammenwirken, in der Familie wie im Arbeitsleben. Pulmonale Menschen sind deshalb wie der Kitt, der die menschliche Gemeinschaft zusammenhält. Ihre große Wahrnehmungsfähigkeit macht sie zu Seismografen des menschlichen Zusammenlebens, die Bedürfnisse und auch Unstimmigkeiten aufspüren können. Als Beispiel können etwa eine fromme Frau oder untergeordnete Schwester dienen.

Wie bei den anderen Wandlungsphasen ist es auch hier hilfreich, die emotionale Tendenz einer Wandlungsphase zum Erkennen der Konstitution heranzuziehen, und ich habe daher in Abbildung 21 die Tendenz in der Gefühlslage auch für den pulmonalen Konstitutionstyp zusammengefasst. Das ganze Spektrum der emotionalen Bewegung lässt sich mit dem Wort Kummer nicht wirklich übersetzen, und in der Fachsprache der Chinesischen Medizin wurde für diese Bandbreite des sich steigernden Tiefenschmerzes der Begriff *maeror* gewählt.

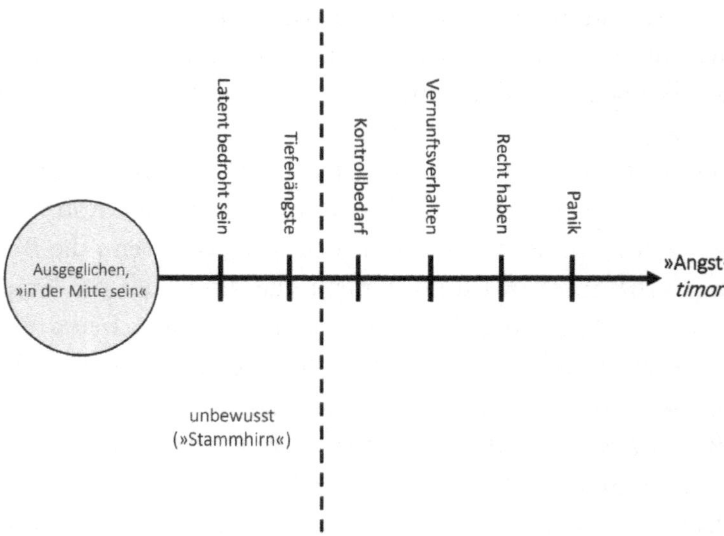

Abbildung 21: In der Wandlungsphase Metall ist man bindungsfähig und kompromissbereit.

Die große Kompromissbereitschaft, die bereits im Unterbewusstsein besteht, drückt sich auch im bewussten Handeln aus und zeigt sich in der Fähigkeit zu treuen Bindungen und der damit verbundenen Anpassungsfähigkeit. So lobt das *I Ging* die Selbstbeschränkung als Grundlage der Gesellschaft und des Zusammenlebens, aber es sagt auch, dass man es mit der Selbstbeschränkung nicht übertreiben sollte, um das eigene Herz und den inneren Klang nicht zu schädigen.

Das Gleichgewicht von Holz und Metall

In der Chinesischen Medizin geht man davon aus, dass die *yang*-Kräfte des Menschen, die seine Haltung aufrichten, ganz unten im Becken entstehen. Dort setzen die Rückenmuskeln an, die entlang der Wirbelsäule für eine aufrechte Haltung sorgen. Diese werden in der Wandlungsphase Metall, der Relaxphase, schwächer, und man steht nicht mehr ganz so aufrecht, eher ein bisschen wie ein Fragezeichen, und hat insgesamt eine verminderte Muskelspannung. Die Wirbel werden dann nicht mehr so gut an ihrem Platz gehalten, und das kann dazu führen, dass sie sich leichter verrenken – sie bewegen sich überstark und knacken. Die Rückenschmerzen, die daraus entstehen, sind ganz anders als in der Wandlungsphase Holz, wo sie eher durch verkrampfte Muskeln bedingt sind.

Und während die Wandlungsphase Holz mit einer Tendenz zum hohen Blutdruck, zu hoher Muskelspannung und starker Energiefüllung einhergeht, die Haltung nach oben gestreckt ist und ein tragender Stimmklang (in der Chinesischen Medizin als »schreiend« bezeichnet) auffällt, zeigen sich in der Wandlungsphase Metall tendenziell ein schwacher Blutdruck und (zu) entspannte Muskeln, die Haltung ist »fallend« und die Stimme leise (in der Chinesischen Medizin wird sie als »weinend« bezeichnet).

Die positiven Seiten der Wandlungsphase Metall bestehen also in ihrer Ausrichtung auf zwischenmenschliche Harmonie, auf Teamfähigkeit und Zusammengehörigkeit. Anders als in der Wandlungsphase Holz haben wir hier nicht ein Übermaß an Energie, die zum Kampf nachgerade herausfordert, sondern das Gegenteil, eine energetische Mangelsituation, die fast zu einer Unfähigkeit zu direktem Angriff führt.

Die Gegensätzlichkeit von Holz und Metall geht aber noch weiter und zeigt sich auch in Empfindung und Verhalten: Im Metall Frieden und Zusammengehörigkeit, im Holz Zornesbereitschaft, Autonomie und Erfolg um beinahe jeden Preis.

Man kann die Körper- und Seelenfunktionen der Wandlungsphasen Holz und Metall also als die funktionellen Gegenseiten voneinander betrachten, weshalb es wichtig ist, das seelische Holz-Metall-Gleichgewicht zu halten.

Atmen Sie sich gesund

Mit der Atmung, die ja die wichtigste Körperfunktion in der Wandlungsphase Metall ist und deren Auswirkungen wir uns nun genauer ansehen wollen, sind aber noch andere Funktionen verbunden. In der Wandlungsphase Metall ist *qi*, die Kraft, die im Inneren entspringt, vermindert – im Sinne der westlichen Medizin ist das wie ein Mangel an Stimulation durch das Nervensystem bzw. eine zu starke Aktivität des Parasympathikus, die zu einem Zustand der Leere führt. So erreichen die Kräfte des *qi* den Kopf und die Oberfläche nicht mehr ohne Weiteres, und die Schleimhäute des Kopfes, auch die im Brustkorb befindliche Lunge mit ihrer Schleimhaut, erlahmen im ständigen Abwehrkampf gegen die äußeren Krankheitsauslöser. Die Lungenregion fühlt sich dann entleert an, und die Stimme wird tonloser und schwächer. Der Patient wird sensibel und erkältet sich leicht.

Tatsächlich ist die gesamte Reizweiterleitung im Körper von der Atmung abhängig. Wir haben einen Teil der Softwarepakete des Nervensystems schon kennengelernt: Der Sympathikus, unser Stress- und Alarmgeflecht, stimmt dabei in großen Teilen mit den hepatischen Orbisfunktionen überein. Im hepatischen Orbis, dem Leberfunktionskreis, der zur Wandlungsphase Holz gehört, hat man ja eine etwas »schreiende« Stimme, und dazu braucht es eine bestimmte Art von Einatmung. Bevor man schreit oder Arien singt, atmet man also meist unwillkürlich ein. Im pulmonalen Orbis, dem Lungenfunktionskreis, gilt das Gegenteil. Er ist ja mit dem »Uff«, dem Seufzer, sowie mit der Ausatmung und daher mit dem Parasympathikus, dem Ruhe und Gesundheitsnerv des Körpers, verbunden.

Da man unter Stress nun einmal leichter krank wird als im Ruhezustand, gehen wir davon aus, dass die langsame Ausatmung, zu der wir gleich noch Übungen kennenlernen werden, die funktionellen Kräfte auf Haut und Schleimhaut steigert und damit die Abwehr erhöht. Denn eine bewusste Aktivierung des Parasympathikus bringt den Körper zu Ruhe und Gesundheit – wenn jedoch dieser pulmonale Mechanismus nicht richtig funktioniert, der Parasympathikus also zu stark oder im Gegenteil zu wenig aktiv ist, geht die Abwehrkraft in den Keller.

Die Empfänglichkeit für Infekte nimmt besonders zu, wenn man sich in zu trockener Luft aufhält – daher steigt gerade zu Beginn der Heizperiode die Zahl der Infektionen und der Atemwegsbeschwerden deutlich an. Es ist deshalb ganz wichtig, vor allem in dieser Zeit die Haut und die Schleimhäute vor dem Austrocknen zu bewahren. Eine sehr empfehlenswerte Trinkkur finden Sie über einen Link am Ende des Buches: Sie hilft nicht nur dabei, die Atemwege zu befeuchten. Auch der trockene Dickdarm, der zu hartem Stuhl und Verstopfung führen kann, wird dadurch häufig gebessert, ohne dass man Abführmittel nehmen müsste.

Der Einfluss einer gesunden und ausgeglichenen Atmung auf die Gesundheit ist, wie wir gesehen haben, sehr groß. Deshalb gibt es auch so viele Übungen, die die Atmung schulen, um den Körper und die Seele wieder ins Gleichgewicht zu bringen. In

China werden vor allem Tai-Chi und Qigong praktiziert, das man früher einmal als chinesisches Schattenboxen oder chinesisches Yoga bezeichnet hat.

Es gibt natürlich auch in der westlichen Medizin Atemübungen, die die gesundheitsfördernde Wirkung des Vagusnervs, der »Datenleitung« des vegetativen Nervensystems, fördern. Die Stimulation dieses Ruhe- und Gesundheitsnervs ist fast wie eine Garantie für die Selbstheilung, so die Verfechter dieser Therapien – und tatsächlich spricht manches dafür, dass die Gesunderhaltung durch solche Übungen enorm gefördert werden kann.

Wir unterrichten in unserem Institut eine spezielle Form dieser Übungen, die von meinem lieben Lehrer Chang Chigong aus Chengdu stammt und die wir mit seinem Einverständnis leicht abgewandelt haben, um sie den Bedürfnissen unserer Patienten anzupassen. Ein Beispiel dafür möchte ich Ihnen im Folgenden gerne vorstellen.

Wir können die stressabbauende Wirkung einer gesunden Ausatmung in dieser Qigong-Übung wunderbar selbst erfahren. Am besten wäre es, wenn Sie dazu eine Smart-Watch oder ein Handy nehmen, das die Herzfrequenz anzeigt.

Sie wissen ja, dass man im Winter manchmal gegen eingefrorene Scheiben haucht. Dazu formt man die Lippen zu einem Ring und haucht unter voller Ausnutzung des Mundvolumens langsam gegen die Fensterscheibe. Durch diese langsame Ausatmung wird der Ausatemstrom etwas besser erwärmt, als wenn man die Luft einfach nur schnell herausstößt. Diese erwärmte Luft lassen Sie jetzt nach kurzer, tiefer Einatmung langsam aus dem Ring der Lippen herausströmen. Also einmal kurz einatmen und dann ganz langsam, so lange es geht, aushauchen. Schauen Sie auf die Uhr und zählen Sie im Geiste mit: Zählen Sie nur bis eins beim tiefen Einatmen, und dann lassen Sie die Luft so lange ausströmen, dass Sie innerlich bis acht zählen können. Machen Sie das Ganze dreimal. Das Ganze sieht ein bisschen seltsam aus, und am Institut nennen wir das manchmal auch die »Schweineschnäuzchen-Atmung«, im Original heißt sie Happy Piggy Breathing. Ich selber nenne es lieber die Gesundatmung, denn der Effekt ist sehr gut.

Schauen Sie nach der Übung noch einmal auf ihr Handy oder ihre Pulsuhr, und Sie werden feststellen, dass der Puls sich verlangsamt hat. Das ist ein Zeichen dafür, dass die Funktionen des Sympathikus, des Alarm- und Stressnervengeflechts, im Verhältnis zum Parasympathikus, dem Vagusnerv mit seinen gesundheitsfördernden Eigenschaften, zurückgedreht wurden. Das Ganze hilft übrigens auch bei Lampenfieber, bei Prüfungsangst und bei vielen Stresssymptomen.

Wasser: Ökonomie und Vernunft

Nachdem wir uns die Wandlungsphase Metall nun etwas genauer angeschaut haben, kehren wir noch mal zu unserer Sportlerin zurück. Eigentlich ist das Sportereignis nun vorbei. Aber fast hätten wir vergessen, dass da noch etwas kommt, was meist im Verborgenen passiert, wo wir es nicht recht sehen. Wir müssen deshalb den Film noch mal zurückdrehen, nicht zu weit, sondern genau bis zu dem Moment nach der Ziellinie, kurz nach dem Keuchen. Da ist auch die letzte Kraft verbraucht, das sieht man gleich. Die Beine sind weich, das Stehen funktioniert nicht mehr so recht, die Läuferinnen fallen auf den Boden, halten sich die Lendenregion, drücken die Hände in den Rückenbereich über der Nierenregion, als müssten sie dort Kraft hineinpressen, ja sogar das Aufrichten aus dem Liegen fällt schwer.

Der Sauerstoff ist durch das Schnaufen schnell wieder ersetzt, aber die Organe brauchen ja mehr als nur Sauerstoff. Das Schwitzen beim Laufen hat zu einem Verlust von Körperflüssigkeit und Blutsalzen, den Elektrolyten, geführt. Die Muskelfasern sind übermäßig beansprucht worden – fühlten sie sich in der Wandlungsphase Holz wie ein verhärtetes Kabel an, so sind sie jetzt schwach und schmerzhaft. Die Cortisol- und Adrenalinreserven sind dahin, keine Möglichkeit mehr zur Eigenaktivierung. Alle Gewebe sind so überholungsbedürftig wie ein altes Segelschiff, bei dem die Seile und Taue ausgetauscht werden müssen. Am nächsten Tag wird man diesen Lauf noch in den Knochen spüren. Es ist der Tiefpunkt der energetischen Entleerung, die Wandlungsphase Wasser hat begonnen.

Jetzt wird jeder unnötige Schritt vermieden. Jede Bewegung wird ruhig und sorgsam geplant, man vermeidet jede Kraftanstrengung, verhält sich kraftökonomisch, um die Ressourcen zu schonen und die Regeneration nicht zu behindern. Der Gang wird seltsam staksig, die Knochen tun weh, als ob man schon sehr alt wäre. Überhaupt ähneln die Symptome ein wenig denen alter Menschen, die sich jeden Tag erneut aufraffen müssen, um aufzustehen, und sei es nur, um zur Toilette, an den Esstisch oder ans Fenster zu gehen. Viele werden diese Empfindungen kennen, das ist ein wenig wie das Gefühl des Aufstehens vom Fernsehsessel, wenn man noch bis spät in die Nacht Krimis geschaut hat. Da hat man Schwierigkeiten, ins Bett zu kommen, eine Hand stützt beim Laufen den Rücken über den Nieren ab. Und genau danach sind die körperlichen Zeichen dieser Wandlungsphase benannt: Man spricht vom renalen Orbis, dem Nieren-Funktionskreis.

Aber eigentlich drückt man sich da gar nicht auf die Nieren, wie viele meinen, sondern tatsächlich handelt es sich um eine Gruppe von Rückenmuskeln, die für die Aufrichtung aus der Rückenlage zuständig sind. Man nennt sie Streckmuskeln, da sie sich gegen die Schwerkraft strecken. In der Wandlungsphase Holz waren sie durch den Sympathikus aktiviert, haben die Läuferin nach oben aufgerichtet und stark gemacht, regelrecht aufgebäumt. Jetzt aber ist nicht mehr viel los mit dem Sympathikus, keine Kraft mehr in Lenden und Beinen.

Was wir nun brauchen, ist mit einem Wort gesagt: Regeneration. Diese Phase ist nun angebrochen, wir haben Reparatur- oder Regenerationsbedarf.

Diese Regeneration der Gewebe benötigt den Blutstrom mit seinen Nährstoffen, damit Aufbaustoffe ins Gewebe kommen und auch, damit Zellschutt und Ähnliches abtransportiert werden. Das geschieht vor allem nachts, wenn der Energiestoffwechsel nicht so vordringlich ist. Dann werden die Knochen verstärkt, die Organe durchblutet und Gewebereparaturen durchgeführt.

Aber diese Mehrdurchblutung im Inneren bedeutet auch, dass das Blut woanders abgezogen werden muss. Die Haut wird kühler, die Beine und Arme werden etwas schwächer, und mit den Beinen auch der Unterleib. Das ist übrigens auch der Grund, warum Beine und Unterleib kälteempfindlich werden. Häufig entsteht dann Arthroseschmerz, der sich durch Wärme bessert. Auch Blaseninfektionen drohen, vor allem bei kalten Füßen. Und auf der Fußsohle beginnt auch die Nierenleitbahn, also die Reflexpunkte, deren Stimulation nach der Lehre der Chinesischen Medizin hier helfen kann.

Die Leib-Seele-Kopplung entspricht auch hier wieder ganz der energetischen Lage: Jetzt ist nicht die Zeit für intensive emotionale Diskussionen, man tendiert zu knapper, vernünftiger Kommunikation, überhaupt ist man ganz auf die Reduktion aller Emotionalität eingestellt. In gewisser Hinsicht ist das hier das Gegenteil der Wandlungsphase Feuer: Dort emotionales Engagement und Selbstausdruck, verschwenderischer Umgang mit den überreichlichen Ressourcen – und hier Vernunft und rationale Ökonomie. Wie zwischen den Wandlungsphasen Holz und Metall gibt es auch hier einen Gegensatz und ein Gleichgewicht der körperlichen und seelischen Verfassung.

Die seelische Verfassung können wir wieder aus der Urzeit heraus erklären. Die Energie ist erschöpft, wir befinden uns am absoluten Tiefpunkt, am Minimum der Kraftkurve und können nicht mehr aktiv kämpfen – anders als im Metall, wo man wenigstens noch ein bisschen Kraft hatte. Und da diese Wandlungsphase ihren natürlichen Platz in der Nacht hat, ist das sehr bedrohlich und führt zu Angst: Kämpfen kann man nicht, also muss man auf die Katastrophe, auf die Vernichtung warten – solche Gedanken entstehen versteckt im Unterbewusstsein.

Man muss also versuchen, eine gute Taktik zu entwickeln, absichernde Absprachen und Verträge oder Vorkehrungen für den Ernstfall zu treffen. Die anderen Wandlungsphasen waren von Emotionen geprägt – hier aber wird ebendiese Emotionalität explizit vermieden. Die Vernunft ist jetzt wichtig, der Mensch muss die Kontrolle über die Angst im Unterbewusstsein behalten. Diese Vernunft entsteht nicht im Unterbewusstsein, dem Stammhirn, unserem Autopiloten, sondern im Großhirn, quasi dem Monitor des Bewusstseins. Es geht darum, die Angst durch Vernunft im Zaum zu halten und zu kontrollieren.

Aber zu viel Vernunft, zu viel *qi* im Nierenorbis, zu viel Wandlungsphase Wasser, und es entstehen körperliche Zeichen, die so ähnlich sind wie im Holz. Dazu zählt z. B. das Gefühl, dass die Kräfte in den Kopf hochsteigen und sich ganz oben Kopfweh bildet. Die Nähe zur Wandlungsphase Holz ist verständlich: Schließlich braucht es ja nur einen kleinen Tick mehr Energie, um die Sollwertlinie wieder zu überschreiten und im Holz zu sein. Die Energien, die nur für das Unterbewusstsein wahrnehmbar aus dem Unterleib aufsteigen, sind manchmal, z. B. bei Angst vor Kontrollverlust, vermehrt, und das kann zu Ohrgeräuschen und Reizbarkeit führen.

Verweilt man zu lange in der Wandlungsphase Wasser, dann bedeutet dies, dass man körperlich wie emotional seine Flexibilität verliert, rigide, also steif wird, auf seinen einmal gefassten eigenen Plänen beharrt. Etwas Rechthaberei entsteht dann häufig.

Zu wenig Wasser ist hingegen häufig mit einer vermehrten Tendenz zu tiefer Angst verbunden, denn die Kraft im Unterleib, die durch den Nierenorbis erzeugt werden soll, steht eigentlich für die Sicherheitsgefühle und die Willenskraft (*zhi*) des Menschen. Aber diese gute Funktion kann der renale Funktionskreis bei zu großer *qi*-Leere nicht mehr erfüllen, und das kann zu außerordentlicher Angst und tiefer Verzweiflung führen. Auf der körperlichen Ebene macht man sich sozusagen in die Hose, denn die Kraft in Beinen und Unterleib ist vermindert, der Anus ist weniger gespannt, und es kann auch Blasenschwäche eintreten.

Menschen, die eigentlich immer in einer solchen Situation leben, nennt man Nierentypen oder renale Konstitutionstypen. Sie tendieren zu Berufen mit Sicherheit und Berechenbarkeit – etwa Lehrer, Techniker, Sicherheitsbeauftragter, Bankangestellter etc. Das Pendant in der griechischen Lehre der Körpersäfte ist der Phlegmatiker.

Eine gewisse Nüchternheit zieht sich durch diese Phase und kennzeichnet diesen Menschentypus. Man möchte nicht spontan sein, nicht kreativ, nicht ausdrucksstark, sondern gründet sein Handeln lieber auf Fakten, auf Planung, auf Verträge, auf Verlässliches. Bei all diesen Verhaltensweisen geht es um den Umgang mit Angst, die man gerne vor sich selbst versteckt. Wenn Sie sich ein Bild des renalen Typs im Alltag machen wollen, stellen Sie sich einmal einen etwas rigiden und rechthaberischen Mann im Lehrerberuf vor, der seine Angst gut verbirgt – etwa wie Lehrer Lämpel bei Wilhelm Busch.

Angst ist kein schönes Gefühl, man verdrängt sie sehr gerne, und das ist manchmal auch notwendig, um die Kontrolle zu bewahren. Dabei hat die Angst aber nicht nur schlechte Eigenschaften. Sie hat im Alltag viele Ausdrucksformen, die in Abbildung 22 wiederum als Kontinuum innerhalb der Wandlungsphase Wasser zusammengefasst sind.

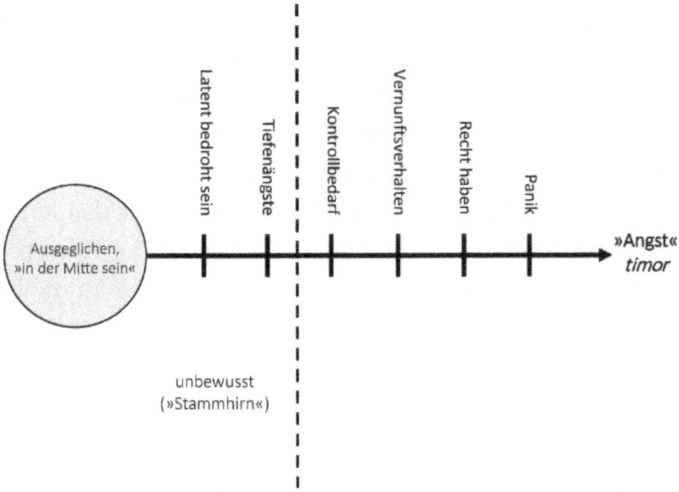

Abbildung 22: Spektrum der Emotionen in der Wandlungsphase Wasser.

Die gute Seite der Angst ist, dass man Vorsicht entwickelt, einen starken Willen (auch eine Art von Selbstkontrolle) und irgendwann wieder in die Wandlungsphase Holz kommt und mit Entschiedenheit vernünftige Maßnahmen trifft. Aus Angst wird Aggression, sagen die Psychologen, und da haben sie recht – wenn man den Begriff im Sinne eines Voranschreitens und mutigen Angehens versteht und nicht, wie es häufig geschieht, als Destruktivität, Zerstörung oder etwas Böses deutet.

Die schlechtere Form der Angst ist die, die lähmt und vollkommen unfähig dazu macht, sich zu regen, zu reagieren, seine Chancen zu nutzen. Ich denke da an Menschen, die derartig in Existenzangst leben, dass sie die Briefe mit den Rechnungen einfach nicht mehr öffnen, oder an die Studenten, die sich nicht mehr auf die Prüfungen vorbereiten, weil sie innerlich gelähmt sind. In solchen Fällen muss man wieder ins Fließen kommen, in eine innere Bewegung. Raus aus der rigiden Lähmung.

Das *I Ging* sagt, man solle sich in Situationen, in denen man vor einem Abgrund steht, wie das Wasser verhalten: Es fließt einfach weiter, ohne Hast, füllt jede Stelle auf seinem Weg aus, macht alles, was notwendig ist, aber eben nicht mehr. Wenn es an ein Hindernis kommt, fließt es einfach weiter, bis es auf natürliche Weise ansteigt und dann über das Hindernis hinwegfließt. Und selbst wenn es als Wasserfall hinunterstürzt, bleibt es sich doch selber treu: Wenn es in Nebelschwaden zerstiebt, dann sammelt es sich an den Felswänden wieder und fließt einfach weiter.[11]

Nachdem wir nun die vier Wandlungsphasen genauer kennengelernt haben, sollten wir sie uns noch mal im Vergleich ansehen – dazu dient die folgende Tabelle, die alle Körperzeichen sowie die Folgen eines »Zuviel« und »Zuwenig« vergleichend darstellt.

Die Konstitutionstypen der Chinesischen Medizin

Die Konstitutionstypen im Alltag erkennen – Ein Blick ins Heidelberger Klassenzimmer

Wir haben nun schon gesehen, dass die Chinesische Medizin den Wandlungsphasen nicht nur körperliche und seelische Symptome zuordnet, sondern jeder dieser Phasen entspricht auch ein bestimmter Konstitutionstyp. Das heißt, dass bei jedem Menschen eine der Wandlungsphasen in besonderer Weise zum Tragen kommt und seine Persönlichkeit prägt. Ich begegne diesen Menschentypen auch in den Seminaren, die ich an unserem Institut halte, und daher möchte ich den Blick in ein solches Klassenzimmer nutzen, um Ihnen die unterschiedlichen Typen in Aktion vorzustellen. Denn im Gespräch merkt man meistens sehr schnell, welche Persönlichkeit man vor sich hat. Ganz nebenbei können wir so ein paar Fragen klären, die in den Seminaren immer wieder aufkommen – ich

Die vier Wandlungsphasen im Überblick

Wandlungs-phase	Holz Energieaufbau	Feuer Energie-umsetzung	Metall Entspannung	Wasser Regeneration
Bild	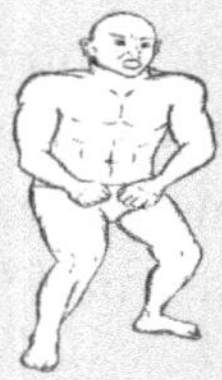	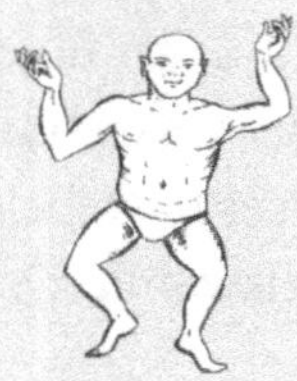	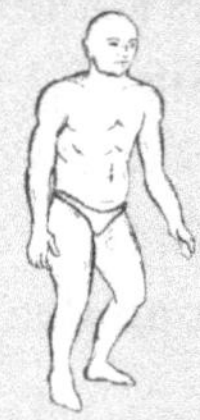	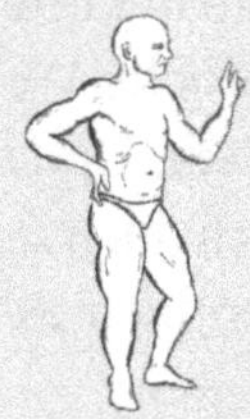
Richtung	Aufwärts	Abwärts	Abwärts	Aufwärts
Leibes-region	Leber	Herz	Lunge	Nieren
Funktions-kreis	Hepatischer Orbis	Kardialer Orbis	Pulmonaler Orbis	Renaler Orbis
Muskeln	Anspannung	Bewegung	Entspannung	Aufrechthalten
Kreislauf	Blutdruck steigern	Blutstrom und Herzschlag steigern	Blutstrom und Blutdruck fällt	Blutfluss ins Innere lenken
Sinne	aktivieren, Wachsamkeit, Alarm	Ziel fokussie-ren, aktiv neue Ziele suchen, Neugier	Wahrnehmen, Eindrücke ins Innere aufnehmen	abschalten, Augen und Ohren schließen
Stärken	Entschlusskraft	Umsetzung	Wahr-nehmung	Dokumen-tation
Emotion	Zornesbereit-schaft	Emotions-bereitschaft	Tiefenschmerz	Tiefenangst, Rationalität
Zuviel	Muskel- und Sehnen-schmerz, Hypertonie, Tinnitus	emotionale Entleerung, Burn-out, psychische Labilität	Verletzbarkeit Stimmungstief	Knochen-schmerzen, Ohr-geräusche, Kopfdruck
Zuwenig	Tagträumerei Depression	Überemo-tionalität, Herzklopfen, Druck in der Herzgegend	Druck im Brustkorb, Husten, Asthma	Taubheit, Müdigkeit, Schwäche der Beine, Vergesslichkeit

lasse dazu nach meiner Erinnerung die Menschen zu Wort kommen, die ihre Fragen besonders gut auf den Punkt gebracht haben.

Besonders gut in Erinnerung ist mir eine Psychotherapeutin, so Ende 40. Marie-Tamara, so hieß unsere Teilnehmerin, war dynamisch und folgte dem Unterricht wirklich leidenschaftlich. Man konnte das sehr gut erkennen, denn ihre Mimik veränderte sich bei jedem gesprochenen Satz, manchmal war sie zwischendurch wie aufgeschreckt, wollte den Finger heben, aber dann kam in den nächsten zwei, drei Sätzen schon meine Erklärung und beantwortete die Frage, die sie im Voraus entwickelt hatte.

All das sind Zeichen des kardialen Funktionskreises. Überhaupt sind die kardialen Teilnehmer bei uns erfahrungsgemäß in der Mehrzahl, da sie besonders aufgeschlossen für Neues sind und manchmal auch ganz spontan und kurzfristig einen Kurs buchen. An diesen Eigenschaften wird die kardiale Konstitution im Alltag auch am häufigsten erkennbar.

Das war bei Werner, der sich später zu Wort meldete, ganz anders. Er war von hagerer Gestalt, und seine Gesichtsform war etwas länglich nach oben gezogen, mit recht stark ausgeprägter Nase. Nach außen trat er immer gefasst, ruhig und sachlich auf und war Leiter eines Krankenhauses. Also ein renaler Typ, wie er im Buche steht, der nicht ganz so leidenschaftlich wirkt, aber sehr verlässlich ist. Er hat schon überall Kurse in Chinesischer Medizin belegt, aber dort keine wirklichen Antworten auf seine grundlegenden Fragen bekommen. Deshalb sitzt er jetzt bei uns und notiert alles Wort für Wort. Er hat ein tiefes Bedürfnis nach festen Grundlagen in allem, was er tut, und in dem, was er tut, ist er immer ein Experte.

Systematiker, das ist eigentlich eine passende Beschreibung für diesen Menschentypus.

Aber nun erst mal die Frage von Marie-Tamara, 48 Jahre, Psychotherapeutin:
Was ist denn jetzt der Unterschied zwischen einem Funktionskreis (dem Orbis) und einer Konstitution?

Von einer Konstitution spricht man, wenn sich bei jemandem ein Funktionskreis bauartbedingt immer vorrangig zeigt. Er ist dann »immer so« und reagiert auf das Leben dann auch »immer so«. Man könnte das wie eine gewohnheitsmäßige Wandlungsphase sehen. Das hat mit der Hardware des Menschen zu tun, die sich individuell unterscheidet.

Ein einfaches Beispiel ist, ob Sie einen Windows- oder einen Apple-Computer haben. Je nach Hardware haben Sie dann ganz andere Softwarepakete. Die haben bestimmte Stärken und Schwächen – und so gibt es auch Menschen, die aufgrund ihres Körperbautyps eine bestimmte Art von Software-Steuerung, also eine bestimmte Steuerung aus dem Stammhirn heraus, haben.

Die Wandlungsphasen und damit die Funktionskreise wandeln sich – das zeigt ihr Name ja an – kontinuierlich über den Tag hinweg, haben also ihren natürlichen Ablauf. Darüber hinaus kann der Körper zu jedem Augenblick auf sie zurückgreifen, wenn es die Situation erfordert; die einzelnen Orbes können also bedarfsweise »eingeschaltet« werden.

Aber nun stellen Sie sich vor, Sie sind immer wieder mit einem oder mehreren Menschen zusammen, die eine bestimmte Reaktion bei Ihnen auslösen, vielleicht machen sie Sie irgendwie ärgerlich. Und wenn Sie nun eher ein kardialer Typ sind und Ihre kardiale Software wirkt auf den Kreislauf und das Herz, dann steigt bei Ihnen der Blutdruck, und das Herz fängt an zu pumpen. Irgendwann »lernt« Ihr Nervensystem, dass das bei Ihnen häufiger vorkommt, und stellt sich darauf ein, es »bahnt« diesen Symptomen einen Weg. Dann haben Sie immer hohen Blutdruck und – hoffentlich harmloses – Herzklopfen.

Ein Konstitutionstypus wird von einem Krankheitsauslöser (hier: *ira*) beeinflusst, und ein eigentlich sonst ganz normaler Funktionskreis tritt in besonderer Weise hervor. So entsteht eine Diagnose in der Chinesischen Medizin: Auf einen Menschen mit seiner individuellen Konstitution wirkt eine Störkraft, ein pathogener Faktor ein. Deshalb tritt ein Funktionskreis symptomatisch hervor, hier z. B. der hepatische Orbis aus der Wandlungsphase Holz mit erhöhtem Blutdruck, Herzklopfen, Muskelverspannungen oder Ischiasschmerz.

Man kann dann für jeden Teil der Diagnose einen entsprechenden Therapiebaustein ermitteln und den Patienten recht individuell und personalisiert behandeln. Bei inneren pathogenen Faktoren, den Emotionen, kann das z. B. eine Qi-Übung sein, mit der man lernt, körperlich und seelisch nicht überzureagieren. Wir sprechen in unserem Institut dabei von emotionalem Selbstmanagement, einem sehr wichtigen Therapieansatz, der dabei hilft, z. B. Stress, Ängste, Depression und chronische Konflikte zu entschärfen.

Aber Marie-Tamara ist noch nicht zufrieden und fragt, *ab wann* man denn nun tatsächlich von einer Konstitution spricht?

Die Antwort: Von einer Konstitution spricht man, wenn der Körperbau darauf hinweist, denn das Verhalten entwickelt sich dann meist entsprechend. Man kann also die Konstitution aus den Körpermerkmalen ableiten – ganz konkret kann ein geübter Diagnostiker der Chinesischen Medizin schon am Passbild erkennen, wen er vor sich hat.

Sie ist aber trotzdem nichts, was ganz unveränderlich wäre, denn während der menschlichen Entwicklung wirken von Geburt an Einflüsse auf den Menschen. Sagen wir, jemand wächst z. B. in Neapel auf, wo vielleicht die Menschen emotionaler und ausdrucksvoller sind, dann erwirbt er allmählich auch die Kompetenz, kardial zu sein, und so verändern sich seine Haltung, seine Bewegungen, seine Kreislaufregulation – und auch seine emotionalen Reaktionen. Es besteht also ein Wechselspiel aus Veranlagung und Prägung durch das Leben.

Da macht vernehmbar ein Mann namens Siegfried auf sich aufmerksam. Er ist stämmig gebaut und sitzt sehr aufrecht auf dem Stuhl – ganz anders als Marie-Tamara, die Kardiale, die sich laufend bewegt und mit den Armen gestikuliert, oder Werner, der renale Mensch, der fast ein bisschen steif wirkt.

Als er seine Frage stellt, richtet sich Siegfried instinktiv noch stärker auf, so als wollte er aufspringen. Das sieht ein bisschen roboterhaft aus, denn er macht keine runden Bewegungen, sondern sie sind eher plötzlich und ruckartig. Die Stimme ist gut vernehmbar, und er ist Chirurg von Beruf. Der Beruf ist häufig ein wichtiger Hinweis auf die Konstitution, deshalb frage ich bei einem neuen Patienten auch immer nach seiner beruflichen Tätigkeit.

Siegfried wirkt hepatisch, das passt ganz gut zu einem Chirurgen, der rasche Entscheidungen fällen und zu diesen stehen muss. Er ist Chefarzt, und in seinem Krankenhaus ist gerade eine Abteilung für Naturheilkunde eröffnet worden. Da will er sich das Heft nicht aus der Hand nehmen lassen und bei dem Thema mitreden können. Er macht keine halben Sachen, das merkt man gleich. Wie die meisten Hepatiker glaubt er an den Erfolg im praktischen Leben, die Theoriebildung ist für ihn zweitrangig. Auch jetzt möchte er es gerne so konkret und pragmatisch wie irgend möglich haben und fragt, wie sich die Konstitutionstypen in der Praxis denn nun tatsächlich auswirken und wie sie sich erkennen lassen.

Eine junge blasse Frau sitzt hinten rechts im Unterrichtsraum und scheint erleichtert: Sie heißt Luise und ist sehr ordentlich in den Farben Weiß, Grau und Blau gekleidet, trägt eine lockere Hose und ein lockeres Oberteil. Sie hatte wohl die gleiche Frage, aber hat sich zunächst zurückgehalten, um nicht blöd aufzufallen. Ihre Sitzhaltung ist wiederum ganz anders als bei Siegfried:

Sie hat die Knie aneinandergedrückt, die Schultern hängen nach vorn, sie wirkt zart und fragil.

Sie ist eher pulmonal, also ein Lungentyp. Der innere Klang dieser Menschen ist etwas verhalten und tritt im Konzert der Konstitutionen manchmal etwas in den Hintergrund. Das ist nach der Chinesischen Medizin auch der Grund, warum diese Menschen häufig die Befürchtung haben, dass sie immer wieder ins Hintertreffen geraten. Manche haben regelrecht den Glaubenssatz »nie kriege ich, was ich brauche« oder sogar »etwas stimmt mit mir nicht« – eine gute Grundlage für die Entwicklung von Schuldgefühlen, wir hatten das schon erwähnt.

Um die Frage zu beantworten, wodurch sich die Konstitutionstypen denn in der Praxis auszeichnen und wie man sie erkennt, erkundige ich mich nach den Autos der Teilnehmenden. Denn jedes Auto hat quasi eine Konstitution – deshalb werben die Autofirmen auch mit ganz unterschiedlichen Sprüchen. Der Bautyp, die Software und auch die Identität, die sich die Marken geben, sind jeweils verschieden.

Und damit komme ich zum Punkt: Jedes dieser Autos hat Vorzüge und Stärken, aber dafür auch manche Schwächen – und passt daher zu ganz unterschiedlichen Menschentypen, die entsprechend ihres Körperbaus, ihrer Wandlungsphase und der entsprechenden Bedürfnisse auch ihre Entscheidungen, wie z. B. beim Autokauf, treffen. Schon Kant kannte diese individuelle Ausrichtung der Entscheidung und nannte sie das »subjektive Gesetz, nach dem man wirklich handelt« und ein »subjektives Prinzip des Wollens«.[12] Das haben wir alle und sind daher streng genommen weniger vernünftig, als wir wollen.

Konstitution und Erkrankung: das Resonanzprinzip

Die Konstitution bedeutet auch, dass man anfällig für bestimmte Einflüsse von außen und innen ist. Rufen Sie sich noch einmal unseren Hundertmeterlauf in Erinnerung: Da ist man nun in der Erschöpfung der Wandlungsphase Wasser besonders anfällig für Kälte, und das Gleiche gilt nun für Menschen mit einer renalen Konstitution, die dieser Wandlungsphase zugeordnet ist. Menschen mit einer pulmonalen Konstitution – oder in der Wandlungsphase Metall – sind hingegen anfällig für Trockenheit, wie sie bei der Heizperiode häufig ist, und die schwüle Hitze ist Gift für Menschen, die kardial sind (Wandlungsphase Feuer). Das Prinzip dieser Empfänglichkeit besteht darin, dass der Körper schon auf bestimmte Funktionen eingestimmt ist, und die werden dann durch die Umgebungsfaktoren beeinflusst.

Es geht also, medizinisch betrachtet, bei diesen Typen auch um ihre Reaktionen auf klimatische und emotionale Umweltreize. Die Konstitution ist – wie wir bereits gesehen haben – bei der vollständigen Diagnose deshalb immer das Erste, was man erhebt, dann folgen der pathogene Faktor, von außen oder innen, und dann die Wandlungsphase, in dem sich die Symptome abspielen. Das Prinzip der Empfänglichkeit gilt auch für Emotionen, die aus Konflikten herrühren, denn auch hier wird eine bestehende Tendenz verstärkt. Als reizbarer Held bin ich eben auch im Büro leichter zu ärgern …

Man kann das auch das Resonanzprinzip nennen: Eine innere Großwetterlage wie eine Konstitution wird durch die Situation, in der man sich befindet, verstärkt. So werden kardiale Menschen eher mal zu dramatisch, und pulmonale empfinden leicht einmal, dass sie nicht willkommen sind.

Unser renaler Systematiker Werner meldet sich jetzt ganz energisch zu Wort und sagt, dass er gerne ganz grundsätzlich wissen würde, wie man den eigenen Konstitutionstyp erkennt. Denn Emotionen und was man als die persönliche Brille bezeichnet, kann man ja nicht so einfach sehen. Und es gibt ja auch den Gedanken, dass man es, wenn man von Geburt an eine rosarote Brille tragen würde, gar nicht merken würde. So ähnlich ist es auch bei den Konstitutionen und den daraus abgeleiteten Persönlichkeitstypen. Man ist sich der eigenen Brille, durch die man das Leben sieht, also der eigenen Wahrnehmungsfilter nicht bewusst und kann daher auch nicht erkennen, welcher Konstitutionstyp man ist. Diese Blindheit für sich selbst ist ein wichtiges Thema, und es heißt es in einem Kommentar zum *I Ging*: »Keiner kennt sich selbst ... nur an den Folgen Deines Handelns kannst Du Dich erkennen«.

Konstitution und emotionaler Lebensstil

Aber jetzt meldet sich wieder der Chirurg Siegfried zu Wort und fragt, ob man die Zuordnung zu den einzelnen Konstitutionstypen nicht auch einfacher treffen könne.

Um es also auf den Punkt zu bringen und zu vereinfachen, füge ich hier das Bild des emotionalen Lebensstils unserer Konstitutionstypen ein:

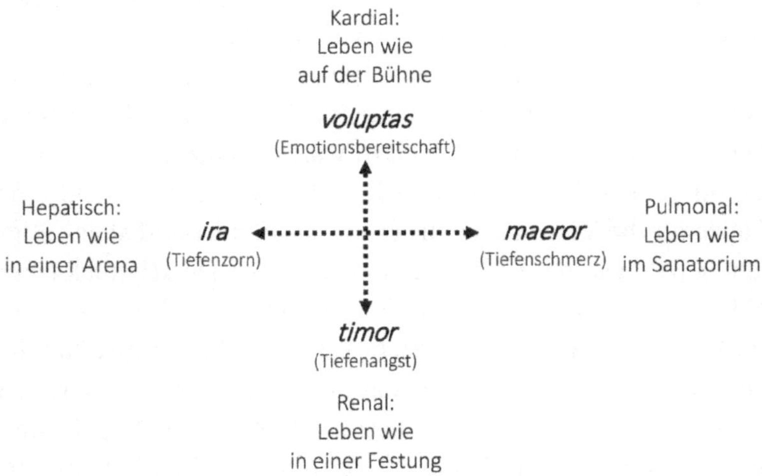

Abbildung 23: Der emotionale Lebensstil eines Menschen hängt von der Konstitution ab.

Jeder Persönlichkeitstyp sieht das Leben durch seine eigene, persönliche Brille. Der Hepatiker betrachtet es als eine Arena, also eine Kampfbahn. Dem Kardialen geht es um die Intensität des Lebens, er möchte fühlen und das auch ausdrücken, möchte leben wie auf einer Bühne. Der pulmonale Typ möchte alles schön geordnet und reibungsfrei haben, denn sein Energiehaushalt ist niedrig, und deshalb denkt er nicht an Expansion und Konflikte, dafür ist er zu schnell erschöpft, und Unerwartetes sowie Änderungen aller Art fürchtet er. Ein schonender Umgang mit sich und den anderen ist ihm wichtig, eben »wie in einem Sanatorium«. Der Renale möchte Konstanz, Verlässlichkeit und Berechenbarkeit. Der Schutz vor unerwarteten Gefahren ist ihm wichtig. Er schließt gerne Versicherungen ab und sichert auch sein Haus und seinen Besitz gerne ab, wie in einer Festung.

Die Typen sind also einfach für vier unterschiedliche Lebensstile programmiert, und die Grundlage der Persönlichkeitsstruktur ist aus Sicht der Chinesischen Medizin die Wandlungsphase, die in einem Menschen bevorzugt abläuft.

Jetzt entbrennt eine heftige Diskussion um die Organisation eines Krankenhausbetriebs, auf den jeder der Teilnehmer seine eigene Sicht hat und nun erklärt, warum seine eigene Konstitution gerade die richtigste Sicht eröffnet. Werner bricht eine Lanze für die Verwaltung, die er für das Fundament aller Tätigkeiten hält, während Marie-Tamara sagt, das Herz(!)stück einer Klinik sei doch die Liebe zu den Menschen und positive Gefühle, Hoffnung und Zuversicht seien das Wichtigste für die Heilung. Luise merkt an, dass das nur alles zusammen wirklich funktioniert, wenn alle gemeinsam arbeiten, mit Respekt und Wertschätzung auch für die Pflege. Alle sprechen jetzt durcheinander. Es ist wundervoll. Und jetzt zeigen sich auch die Rollen ganz offen und unverhohlen, die die vier im Leben gewohnheitsmäßig einnehmen. Konstitutionstypen kann man also am Körperbau erkennen und an ihrer emotionalen Ausrichtung – aber eben auch in den Rollen, die sie unwillkürlich anstreben. Also wieder unser Autopilot.

Irgendwann unterbreche ich die Hitzköpfe. Kennt ihr den

Witz hier? Der Himmel ist dort, wo die Briten die Polizisten sind, die Franzosen die Köche, die Deutschen die Mechaniker, die Italiener die Liebhaber und die Schweizer die Verwalter. Marie-Tamara unterbricht sofort und setzt den Witz fort: … und die Hölle ist dort, wo die Briten die Köche sind, die Franzosen die Mechaniker, die Schweizer die Liebhaber, die Deutschen die Polizisten und alles von den Italienern verwaltet wird.

Und dann sind sich alle einig. Jeder muss eben einfach an den Platz, an dem er seine Stärken am besten nutzen kann und seine Schwächen keinen Schaden anrichten. Und alle sind auf ihre Weise wertvoll. Sehr wertvoll sogar.

Konstitution und die Rollenspiele des Lebens

Traditionell werden die Verhaltensstrategien der Wandlungsphasen so wie die Funktionsträger in einem Staatswesen bezeichnet, ganz nach dem uns bekannten Prinzip der Puppe in der Puppe. Der Mensch hat also einen inneren Aufbau wie ein kleines Königreich. Je nach Konstitutionstyp treten die inneren Fähigkeiten dieser Funktionsträger auch nach außen hervor und bringen sich in die Gruppe mit ein – und das war auch bei unserer Diskussion im Klassenzimmer passiert.

Der Fürst, das »Herz«, regiert den Menschen. Er wird von seinen Emotionen gelenkt, von seinen Sinnesorganen, seinen Neigungen und auch und nicht zuletzt von seinem *shen*, der Kraft, die das Innenleben ordnet. Das ist ein bisschen so bei wie Marie-Tamara in unserer Gruppe: Sie ist leidenschaftlich und kreativ und bringt sich genau so ein.

Der General, die »Leber«, setzt die Dinge gerne in Gang und sorgt für die Entschlusskraft. Denken wir dabei an Siegfried: Als Chef bei einer Operation bewegt er sozusagen die Truppen, handelt entschlossen und leitet die anderen an.

Der Minister, die »Lunge«, sorgt für den richtigen Arbeitstakt bei der Ausführung, für das geordnete Fließen der Arbeitsaufträge, und dafür, dass alles auch in Gang bleibt und nichts und niemand vergessen wird. So wie bei Luise: Sie sorgt auch hier im Klassenzimmer dafür, dass nichts stockt und alles weitergeht. Sie achtet auf den Austausch und den harmonischen »Flow« zwischen den Menschen und darauf, dass die Gruppe nicht auseinanderfällt.

Der Experte, die »Niere«, beurteilt die Richtigkeit der Dinge ganz sachlich und vernunftgerecht und bildet so ein Gegengewicht zu den ganz subjektiven Bestrebungen der anderen. Diese Rolle fällt in unserem Klassenzimmer dem Systematiker Werner zu.

Alle diese Rollen basieren auf der jeweiligen Herausbewegtheit, der Emotion, die aus der vorherrschenden Wandlungsphase herrührt und uns meistens nicht so bewusst ist. »Etwas in uns« entscheidet also nicht nur, welches Auto wir kaufen, sondern auch, wie wir uns im Kontakt miteinander verhalten.

Die Symptome noch tiefer verstehen – wenn das Rad des Lebens nicht rund läuft

Wie wir bisher gesehen haben, sind körperliche Symptome eine Folge von tieferliegenden Ursachen. Ziel der Heilung muss also sein, diese Ursachen zu finden und dauerhaft zu lösen. Daher kommt den körperlichen Symptomen zugleich eine entscheidende Bedeutung zu, weil sie der Schlüssel zu körperlichem und seelischem Wohlbefinden sind. Daher müssen wir uns noch stärker mit der Interpretation dieser Zeichen in der Chinesischen Medizin sowie ihrer Herkunft befassen, also mit der Frage: Wie wird man krank und woran kann man das erkennen?

Eine Möglichkeit besteht darin, dass der Übergang zwischen den Wandlungsphasen nicht mehr richtig klappt.

Erinnern wir uns dazu noch mal an die Läuferin am Startblock zurück: Wenn sie zu lange dort steht – der Übergang zwischen der Wandlungsphase Holz und der Wandlungsphase Feuer sich also verzögert –, dann verhärten sich die Muskeln, und sie läuft durch die Verkrampfung langsamer. Man nennt das eine Blockade der Wandlungsphase, weil der Kreislauf oder das Rad des Lebens nicht mehr richtig »rund« läuft. Wir müssen daher diesen Übergang von Holz nach Feuer, und in der Folge dann die Übergänge zwischen allen Wandlungsphasen, besonders in Augenschein nehmen, denn da befindet sich ja die Blockade. Man hat deshalb in einem ersten Schritt jede Wandlungsphase in einen ersten und einen zweiten Abschnitt geteilt und nennt das in der Lehre der Chinesischen Medizin den jungen und den alten Teil der Wandlungsphase.

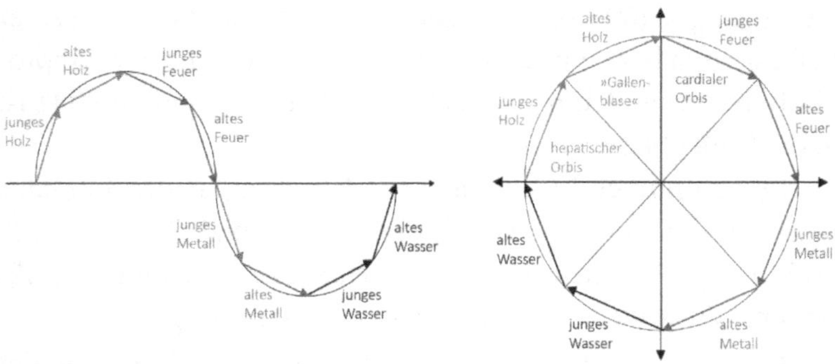

Abbildung 24: Jede Wandlungsphase hat einen alten und einen jungen Teil, der den Durchgang zur nächsten Wandlungsphase darstellt.

Wir wollen das Prinzip der Durchgangs-Funktionskreise einmal am Beispiel der Wandlungsphase Holz durchspielen. Wenn wir uns die Kurve genauer anschauen, dann sehen wir, dass im ersten Teil des Holzes die Kurve etwas steiler verläuft als im zweiten. Man nennt den ersten Teil der Kurve das junge Holz, den zweiten Teil das alte Holz. Diese Bezeichnungen gibt es für alle Wandlungsphasen: Erst der junge, dann der alte Teil der Wandlungsphase.

Wenn man so will, ist der zweite Teil im alten Holz ein kleiner Bruder des ersten Teils, denn viele der körperlichen und seelischen Zeichen sind ja immer noch sehr typisch für die Wandlungsphase Holz, werden aber bereits etwas abgeschwächt.

Im jungen Holz entfaltet die Wandlungsphase ihre volle Kraft, und dort zeigt sich der hepatische Funktionskreis, den wir schon gut kennengelernt haben. Im zweiten Teil flacht die Kurve ein wenig ab, denn die Funktionskräfte, das *qi*, die hinter der Wandlungsphase Holz stehen, lassen ja am Ende der Wandlungsphase ein wenig nach. Dieser kleine Bruder, also der zweite Teil einer Wandlungsphase, befindet sich am Durchgang zur nächsten Wandlungsphase und wird folglich auch Durchgangsorbis oder Durchgangs-Funktionskreis genannt. Es ist ebenfalls nach einer Leibesregion benannt, die bei diesem Funktionsmuster symptomatisch werden kann – im Falle der Wandlungsphase Holz ist es die Gallenblase.

Die besonderen Eigenheiten ergeben sich aus der Tatsache, dass sich die Kraft der Wandlungsphase allmählich erschöpft, und so zeigt sich auch eine Abnahme der entsprechenden Funktionen. Wir wollen das Prinzip hier einmal aufzeigen:

Die Muskeln sind noch angespannt, aber die Bewegung der Wandlungsphase Feuer steht bevor, und deshalb passiert das, was wir im Selbstversuch mit den beiden gegeneinanderdrückenden Armen erlebt haben: Die Kraft der Arme nimmt allmählich ab, aber die Verhärtung der Muskeln nimmt zu, bis schließlich die Wandlungsphase Feuer einsetzt.

Die Entschlusskraft des hepatischen Funktionskreises nimmt ab und ebenso die Kampfbereitschaft. Man möchte entscheiden, aber man kann nicht. Man würde schon in den Konflikt gehen und kämpfen, aber man fühlt sich zu schwach, zu gehemmt, und tut es nicht. Diese Funktionen erzeugen eine Stimmung, die man nicht mehr *ira*, »Zorn«, sondern unterdrückte *ira* nennt, unterdrückten »Zorn«. Er ist unterdrückt, weil der Entschluss, das Richtige zu tun, nämlich loszulegen, nicht gefasst wird. Im Grunde geht es um ganz natürliche innere Impulse, um das Bedürfnis zu handeln. Überstarke Impulskontrolle ist ein Begriff, den man für den Gallenblasentypus, die felleale Konstitution, ohne Zweifel verwenden könnte.

Die Kraft der Wandlungsphase nimmt im zweiten Teil ab, und durch diese Erschöpfung kann der Übergang verlangsamt werden. Am Übergang »staut sich das *qi*«, bevor es in die Funktionskräfte der nächsten Wandlungsphase umgewandelt wird, und das ist der Grund für das Klemmen, die Blockade des Rades der Wandlungsphasen. Ist dieser Stau der Nervensignale groß, kann in der Wandlungsphase Holz tatsächlich der Abfluss der Gallenflüssigkeit in den Darm gestört werden.

In der späten Phase der Wandlungsphase Holz hat diese Anspannung nun schon eine Weile angehalten, und das ist der Grund, warum die Muskeln vor allem im Verlauf der Leitbahn dieses Musters schmerzen und wehtun. Sie ziehen bis in den Kopf hinein, und das bedeutet, dass sie auch über die Kaumuskeln verlaufen. In diesem Teil der Wandlungsphase gibt es also häufig eine Spannung im Unterkieferbereich, die bis ins Ohr hineinreichen kann; Kieferschmerzen und Tinnitus können die Folge sein. Weil der große Schläfenmuskel genau über der Leitbahn liegt, kann es auch zu Halbseitenkopfschmerz durch unterdrückten Zorn kommen, z. B. als Kopfschmerz bei Frustration und Entnervung, etwa bei beruflichem Stress. Auf diese Art entsteht häufig auch Ischiasschmerz, den die westliche Medizin ebenfalls häufig auf Muskelspannungen zurückführt. Der Ischiasnerv verläuft durch eine kleine Lücke in den Muskeln, die vom Becken in die Hüfte ziehen, sodass er zwischen zwei Muskeln in das Bein ziehen kann. Diese Lücke wird durch die Muskeln nun krampfhaft verhärtet, der Ischiasnerv wird abgedrückt und schmerzt.

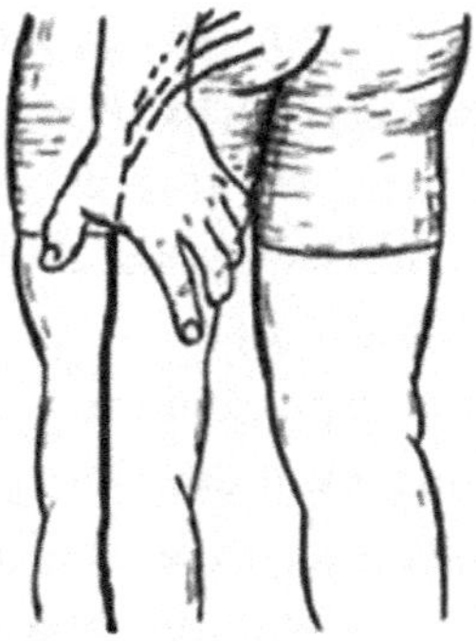

Abbildung 25: Der Ischiasschmerz geht vom Gesäß aus und zieht dann ins Bein. Der Nerv entspringt in der Tiefe des Gesäßes und verläuft in Richtung der Kniekehle. Verhärten sich bestimmte Muskeln in seinem Verlauf, dann kann der Nerv abgedrückt werden und Schmerzen erzeugen, die in die Rückseite des Oberschenkels ziehen. Unsere Läuferin weiß aus Erfahrung, dass Druck diese Schmerzen lindern kann, und drückt dabei mit dem Daumen instinktiv die Gallenblasenleitbahn, die in der Gegend der Hosennaht verläuft.

Im Übergang von Holz zu Feuer gibt es also eine Zunahme des Gallenblasenmusters und gleichzeitig eine Abnahme des hepatischen Musters. Dadurch entsteht ein Ungleichgewicht zwischen Entscheidungskraft und dem Abwägen und Differenzieren – und wenn das bei einem Menschen dauerhaft vorkommt, spricht man von einem Gallenblasentyp oder einem fellealen Typ. Kluge, differenzierte Menschen vom fellealen Persönlichkeitstyp sind häufig gute Vermittler zwischen Konfliktparteien. Ihre Fähigkeit, sich balanciert im Zaum zu halten, ist wichtig für Berufe wie Pädagogen und Therapeuten, sowie überall da, wo Diplomatie besonders wichtig ist.

Für die Entstehung eines solchen Zustandes haben die alten Chinesen ein sehr schönes Bild geprägt: Das junge Bäumchen wurde zu früh beschnitten. Man bezieht sich mit diesem Bild darauf, dass Menschen ihren natürlichen Impulsen nicht mehr nachkommen, dass sie ihnen häufig nicht einmal mehr bewusst sind. Sie wissen nicht mehr instinktiv, was sie wollen. Daraus kann sich insgesamt eine Neigung zur Ambivalenz im Leben entwickeln, ein Zwischen-den-Stühlen-Stehen.

Eine andere Möglichkeit, dieses Muster zu erwerben, besteht darin, dass man im Leben Niederlagen und Entwertungen erlebt hat, die zu einer Hemmung führen, die eigenen Pläne zu verwirklichen. So entsteht eine Tendenz zur Vermeidung von Konflikten und allmählich das Gefühl der verpassten Gelegenheiten.

Die Stärken solcher fellealen (Gallenblase-)Persönlichkeiten eignen sich hervorragend für Situationen, in denen die Entscheidungen eigentlich schon getroffen worden sind und es nur noch feine Differenzierungen braucht. Man nennt sie deshalb auch die Verwalter, so wie man den Hepatiker den General nennt: Der General entscheidet, und dann erfolgt in der späten Wandlungsphase eine differenzierende (»verwaltende«) Umsetzung der Beschlüsse.

Solche Überlegungen lassen sich im Prinzip für alle Wandlungsphasen und ihre Durchgangsorbes anstellen, und man kann daran erkennen, wie vielschichtig die Beschreibung und Diagnose der Chinesischen Medizin ist und wie differenziert sie die Menschen und ihre Emotionen lesen kann. In Abbildung 26 finden Sie eine Übersicht über die acht Muster der vier Wandlungsphasen, die wir insgesamt als die acht Speichen im Rad der Wandlungsphasen bezeichnen können. Ergänzt um die beiden Funktionsmuster der Wandlungsphase Erde ergibt dies ein System von zehn verschiedenen Mustern, die eine sehr genaue Einordnung seelischer und körperlicher Symptome erlauben.

Die besondere Bedeutung des Herzens

Auf eine der Wandlungsphasen mit ihren Unterteilungen möchte ich im Folgenden noch genauer eingehen, und zwar auf die

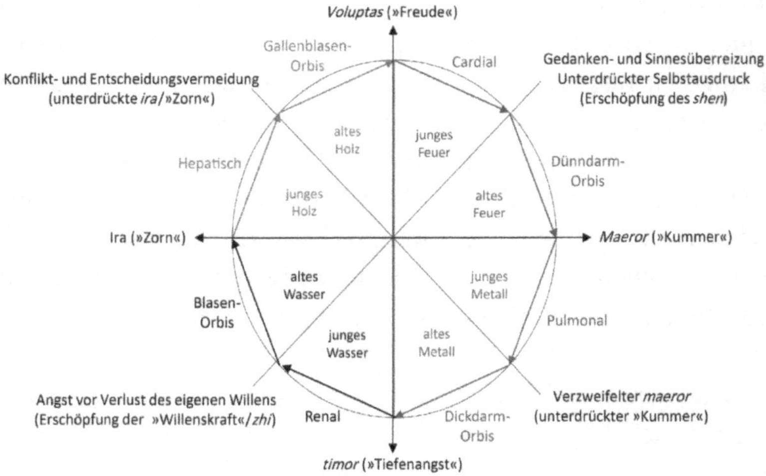

Abbildung 26: Das System der acht Funktionskreise (Orbes) im Überblick. Diese acht Funktionskreise bilden sich aus der Teilung der Wandlungsphasen in einen jungen und einen alten Teil. Zusammen mit dem Orbis der Erde (Magenfunktionskreis, sowie Milz-Pankreas-Funktionskreis) ergibt das zehn Funktionskreise mit den entsprechenden Emotionen.

Wandlungsphase Feuer mit ihren beiden Funktionskreisen, dem Kardialorbis und dem Dünndarmorbis, der den Übergang zur nächsten Phase markiert. Schauen wir uns dazu noch mal in Kürze anhand des Hundertmeterlaufs an, was in der Wandlungsphase Feuer alles passiert.

Zunächst einmal ist da die Konzentration, die Fokussierung auf das Ziel, die perfekte Feinabstimmung des gesamten Bewegungsablaufs, die Balance intensiver Emotionen. All das ist Ausdruck einer speziellen Kraft, des *shen*, die dem Herzen und seiner Aktivierung entstammt. In der Chinesischen Medizin kommt dem »Herzen als Emotions- und Ordnungsorgan«, dem »fühlenden Herzen«, eine besondere Bedeutung zu, die durch diese beiden Funktionskreise der Wandlungsphase Feuer repräsentiert wird.

Dann gibt es aber noch eine andere Seite der Wandlungsphase Feuer, bei der es um Tempo, Kreislauf, das pumpende Herz, um eine fast frenetische Identifikation mit der gestellten Aufgabe geht – erinnern Sie sich daran, dass unsere Sportlerin läuft, als liefe sie um ihr Leben.

In der weiteren Entwicklung der Chinesischen Medizin zeigte sich, dass es durchaus sinnvoll ist, diese Zeichen vom ursprünglichen »Herzmuster«, dem kardialen Funktionskreis, zu unterscheiden. Schließlich braucht man ganz andere Akupunkturpunkte, wenn man das »Herz als Antrieb des Blutes« behandeln will, als wenn man den inneren, eher emotionalen Antrieb beruhigen möchte, und daher auch zwei verschiedene Leitbahnen!

Und um dem gerecht zu werden, hat man die Zeichen, die auf Störungen des Antriebs, des Kreislaufs und der Pumpfunktion hindeuten, vom ursprünglichen Kardialorbis abgetrennt hat und sie der Umhüllung des Herzens, dem Herzbeutel (Perikard), und damit einem eigenen Orbis zugeschrieben.

Die Leibregion dieses Perikardorbis liegt in der Mitte des Brustkorbs, da, wo in der menschlichen Anatomie auch etwa das Herz liegt. Beschwerden in dieser Region äußern sich durch ein Druckgefühl, das genau in der Mitte des Brustkorbs auftritt, in der Gegend zwischen den beiden Lungenflügeln. Es kann dann in den Unterkiefer ausstrahlen, aber auch in die Region der Rippenbögen, wo das Zwerchfell angeheftet ist.

Vereinfacht kann man sagen: Nach der Einführung dieses neuen Funktionskreises, des Perikard-Funktionskreises, gibt es das Herz quasi zweimal, einmal als Emotionsorgan, das die Seelenkraft *shen* produziert und durch Gefühle erregt werden kann, und zum anderen als Perikardorbis, der für die enormen Pumpbewegungen des Herzens zuständig ist und eher weniger auf Intensität im emotionalen Bereich hindeutet.

Tatsächlich kann man also die Wandlungsphase Feuer als einzige in zwei alternative A- und B-Versionen unterteilen. Die

Version A mit Kardialorbis und Dünndarmorbis kannten wir schon. Jetzt kommt noch eine zweite Version hinzu, mit Perikardorbis einerseits und der angehängten Kontrolle des Blutverteilungssystems, also der Adern, sowie der Verteilung der Energie des Blutes im Körper andererseits. Man nennt letzteren auch den Orbis der »drei Funktionsbereiche«.

Aber warum gibt es eigentlich eine A- und B-Version der Wandlungsphase Feuer? Wir haben schon davon gesprochen, dass wir noch aus Urzeiten dazu neigen, Ängste durch Verdrängung zu kontrollieren. Wir müssen das tun, um eine Lähmung durch Angst zu vermeiden, denn sonst könnten wir in Gefahrensituationen nicht mehr handeln, ja nicht einmal mehr flüchten.

Der kardiale Orbis wäre in dieser Situation tödlich, denn da erleben wir die Emotionen ja noch viel intensiver, die Angst würde also sogar noch verstärkt. Deshalb gibt es diese B-Version, in der wir wie ein Tier auf der Flucht permanent hetzen, und das, ohne unsere Angst zu fühlen. Wir können nun unseren bereits bekannten Konstitutionstypen also noch einen weiteren hinzufügen, der einer Überbetonung des Perikardorbis entspricht. Die Chinesische Medizin nennt diesen Konstitutionstypen den abhängigen Gesandten. Tatsächlich erfüllen diese Menschen in großer Geschwindigkeit die Erwartungen anderer – oder was sie dafür halten. Damit werden sie aber nie fertig, weil die gefühlten Erwartungen immer die zeitlichen Möglichkeiten übertreffen. Das bedeutet, dass sie ihre Selbstbestimmung verlieren und ihren Arbeiten permanent hinterherhetzen.

Manche Schilddrüsenerkrankungen entstehen nach der Chinesischen Medizin auf diese Weise, und auch bei einer Überfunktion kommt es zu den typischen Symptomen wie Getriebenheit, Herzklopfen und -rasen, sowie seltsam starren, manchmal auch aufgerissenen Augen.

Natürlich endet das irgendwann in der vollständigen Entleerung der Batterien des Menschen, und es können Depressionen entstehen, die diesmal nicht auf der Achse Holz–Metall liegen, sondern durch eine »Entleerung von *qi*«, eine »Leere« der Wandlungsphase Feuer, zurückzuführen ist. Diese Leere macht sich als vollkommene Antriebslosigkeit, starke Verlangsamung und psychische Reaktionsstarre bemerkbar, ähnlich wie bei einer Depression.

Auch die westlichen Psychoanalytiker führen dieses Muster darauf zurück, dass man unbewusst die Erwartung der Eltern erfüllen möchte. Es liegt ihm also eine Angst zugrunde, nicht mehr in der Familie willkommen zu sein, beweisen zu müssen, dass man ein gutes Kind ist, weil sonst die Gefahr droht, aus der Familie ausgestoßen zu werden. In der Urzeit hätte das den sicheren Tod bedeutet. Es geht also um verborgene existenzielle Ängste, die – frühkindlich erworben – zu einer überstarken Bereitschaft führen, die Erwartung anderer Menschen sogar im Übermaß zu erfüllen.

Die häufigsten Konstitutionstypen im Alltagsverhalten

Natürlich kann sich jeder der genannten 12 Orbes oder Funktionskreise nicht nur als ein vorübergehendes Zeichenmuster, sondern auch als eine Konstitution ausprägen. Rein theoretisch würde es also auch 12 Konstitutionen geben, aber in der Praxis sind es sechs Persönlichkeitstypen, die am häufigsten auftauchen. Zu den vier Typen, die wir bereits kennen, gesellen sich noch der Differenzierer oder felleale Typ, den wir dem alten Teil der Wandlungsphase Holz zugeordnet haben, sowie der Ungeduldige oder abhängige Gesandte, den wir bei der Betrachtung des Perikardorbis kennengelernt haben.

Erinnern Sie sich an unseren Witz mit den Nationen und ihren guten und schlechten Rollen? Ideal ist es, wenn jeder seiner Rolle entsprechend handeln und seine Stärken ausspielen kann. Wenn sich diese Verhaltenstendenzen allerdings zu sehr verstärken, können sie auch blockierend wirken. Wenn einzelne Personen den Gruppenprozess aus ihrer Konstitution heraus blockieren, dann können sehr anstrengende Situationen entstehen, die irgendwann zu einer Erschöpfung der Mitte führen.

Diese Erkenntnis könnte uns helfen, in bestimmten Einzelfällen die Situation in solchen Gruppen und Teams zu analysieren und damit auch zu benennen. Das kann Erkenntnisse in Gang setzen, die für beide Seiten – Blockierer wie Erschöpfte – einen therapeutischen Gewinn mit sich bringen.

Das Gesetz der Balance – die Emotion im Schatten des Mondes

Die grundsätzlichen Lebensentscheidungen kommen viel mehr aus dem Körper, als wir im Westen landläufig denken, und sie sind dort im tiefsten Lebensgefühl verankert. Das tritt als emotionale Herausbewegtheit, wie wir es am Beispiel des Hundertmeterlaufs gesehen haben, wie ein Kraftpfeil auch seelisch in Erscheinung.

Das erinnert an ein Koordinatensystem, denn man hat nicht nur ein Gefühl, eine Emotion zur gleichen Zeit, sondern immer ein Geflecht von mindestens vier Emotionen. Das ist im Grunde wie die vier Stimmen in einem gemischten Chor oder in einem Streichquartett. Unser inneres Streichquartett hat vier Instrumente, und sie treten in einer sehr individuellen Abmischung hervor, die man den inneren Klang nennt. Er ist so vielschichtig, dass man seine Gefühle nur schwer in Worte fassen kann. Es ist also gar nicht so leicht zu wissen, was man wirklich fühlt, und noch schwieriger, darüber zu sprechen. Man fühlt zur gleichen Zeit Gegensätze als Teil seines meist unbewussten inneren Lebensgefühls, als Teil seiner inneren Brille, mit der man die Welt sieht. Innere Widersprüche sind also im Menschen auf natürliche Weise angelegt und von der Natur so »eingebaut«.

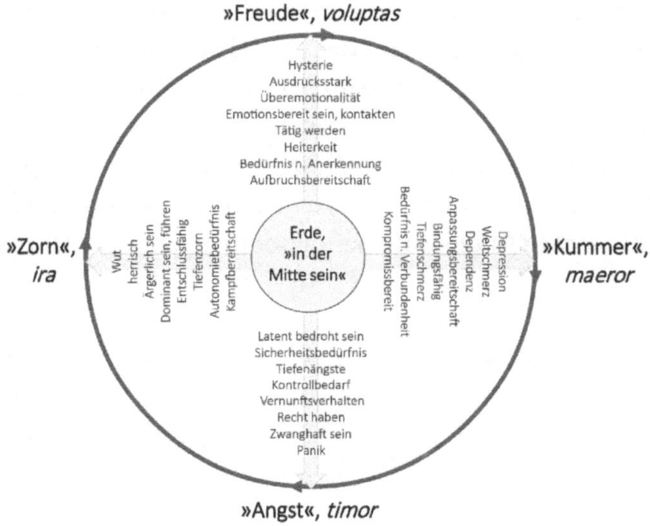

Abbildung 27: Der innere Klang bildet sich auf der Grundlage von zwei emotionalen Gleichgewichten.

Der harmonische innere Klang in einem Menschen, das harmonische Miteinander dieser Eigenschaften, wird durch die Kraft der Erde – die wir schon als die Kraft des Sollwerts, die Kraft zur Selbstheilung kennengelernt haben – immer wieder ausgeglichen. Dafür sollten z. B. idealerweise die Kräfte der Wandlungsphasen Holz und Metall – etwa die Konflikt- und Kompromissbereitschaft, ebenso die Tendenz zu Tiefenzorn und Tiefenschmerz – ausgeglichen sein, damit der »innere Klang« harmonisch ist.

Der innere Klang besteht auf dieser Achse von Holz und Metall also aus dem *Verhältnis* zwischen *ira* und *maeror*. Dieses Gleichgewicht kann sich durch Lebenskonflikte verschieben, und so wird der innere Klang unharmonisch, es entsteht ein inneres Gefühl des gestörten, emotionalen Gleichgewichts.

Das hat weitreichende Folgen für die Diagnose und die Therapie, denn es stellt sich die Frage nach der Ursache der eigenen Emotionalität, zum Beispiel die Frage, warum jemand depressiv ist. Auf Grundlage des Modells eines inneren Gleichgewichts wäre eine Depression etwa als »Kummer aus dem Körper heraus« erklärbar, aber auch als »Mangel an Wut«. Und dann können wir das Gespräch in der Sprechstunde ganz anders führen und auch die richtigen Übungen, Kräuter und Akupunkturpunkte finden, die bei diesem Ungleichgewicht helfen können.

Ich denke da an eine Patientin, die als junge Frau von 22 Jahren ihren Freund bei einem Autounfall verloren hatte und dessen Tod überhaupt nicht verarbeiten konnte. Sie war mittlerweile 36 Jahre alt und fühlte sich wegen dieses Verlustes auch jetzt nicht zu einer anderen Partnerschaft in der Lage.

Ich fragte sie, ob sich in der Zwischenzeit nicht einmal eine wenigstens potenzielle neue Partnerschaft habe entwickeln können. Sie verneinte das vehement, sie sei immer noch so traurig. Und das war sie natürlich auch, wer hätte das nicht sofort verstanden. Aber andererseits zeigte ihr Körper fast ausschließlich Symptome, die auf ira*, den »Zorn«, hindeuteten. Und das ist nach großen Verlusten nicht selten.*

Im Grunde war sie nämlich nicht nur traurig, sondern auch stinkwütend und in ihrem Innersten ärgerlich, dass er auf diese Weise gegangen war. Aber das wollte sie nicht denken, das war ja absurd, unlogisch und auch nicht besonders edel, also im Wortsinn nicht denk-bar.

Viel weniger schlimm, und auch viel einfacher mitzuteilen, war es da, dass sie trauerte, denn die erlebte Ohnmacht gegenüber dem Tod war vollkommen unerträglich. Ohnmacht ist aber auch eine Form des Zornes – und so musste der Ohnmachtszorn gegenüber dem Freund in ihr bleiben. Zorn und Liebe aber sind nicht unbedingt miteinander vereinbar. Und so blieb sie allein, wurde immer zorniger und verhärtete.

In der Therapie stärkten wir nun den kardialen Orbis, der dieses Ungleichgewicht – wie ja überhaupt alle Emotionen – verarbeiten und ins Gleichgewicht bringen konnte, und beruhigten den iratischen Leber-Orbis. Entsprechende Übungen wurden in die tägliche Übungspraxis integriert, und allmählich konnte sie den Zorn zulassen, annehmen und die Blockade lösen. Ein Jahr später war sie zu einer neuen Beziehung in der Lage, konnte sich darauf einlassen und war wenig später verheiratet.

Man nennt dieses Phänomen die Emotion im Schatten des Mondes. Gemeint ist damit, dass eine Emotion verdeckt ist, so wie bei einer Sonnenfinsternis der kleine Mond die riesige Sonne verdeckt und unsichtbar macht. Wenn uns aber der Körper die emotionalen Verhältnisse offenbart hat, dann können wir die richtigen Worte finden, um das zur Sprache zu bringen und den großen Katalysatoreffekt der Benennung in Gang setzen. Wenn man das Bild der Emotion im Schatten des Mondes kennt, kann man manchmal auch Teile der eigenen inneren Widersprüche besser erkennen – und auch die Selbsterkenntnis stellt ja eine Form der Therapie dar.

Es gibt eine Möglichkeit, dieses ganze Gedankengebäude der vier inneren Richtungen einmal an sich selbst auszuprobieren – ich nenne das den 51-zu-49-Test. Es geht dabei darum, sich selbst einzuschätzen, denn naturgemäß haben ja alle Menschen ein bisschen etwas von allen diesen Eigenschaften, die wir vorhin bei unseren Kursteilnehmern kennengelernt haben.

Ein Freund von mir ist Abt geworden und alle halbe bis dreiviertel Jahre treffen wir uns, um bei ein paar Gläsern Wein der Wahrheit näher zu kommen – was oft auch gelingt. Der Wein dient ja oft so einer Art Meditation, indem man einfach nicht mehr ganz so streng nachdenkt, sondern sich in eine leichte, induzierte Trance begibt. Und es gibt Momente, in denen nicht das Nachdenken die Lösung bringt, sondern das Nichtnachdenken. Das ist auch der Grund, warum die Alten, die unsere Chinesische Medizin damals entwickelt haben, zwei Arten von Denken unterschieden haben: Das eine Denken, das zu einer

Lösung führt, und ein zweites, das zu keinem Ergebnis kommt. Man nennt es das Karusselldenken.

Kennen Sie das? Ein Thema gibt das andere, und am Ende hat man gar nichts gewonnen. In solchen Situationen, wo das Abwägen zu keinem Ziel führt, ist es wichtig, mit dem Denken einfach einmal aufzuhören. Dann kommen einem manchmal ganz andere Eingebungen. Sie kommen wie aus heiterem Himmel einfach so in die Seele geflattert, und um dieses einfach in die Seele flattern Lassen geht es bei diesem Test. Keine Angst, er dauert weniger als eine Minute.

Mit meinem Freund, dem Abt, habe ich diesen Test bei einem unserer letzten Treffen auch gemacht. Wir waren auf den inneren Plan zu sprechen gekommen, der jedem Menschen innewohnt – ein Gedanke, der ja Chinesische Medizin und Christentum miteinander verbindet. Und diesem inneren Plan näherzukommen, darum geht es auch in unserem kleinen Test. Ich sagte ihm also, dass es wichtig sei, jetzt nicht etwa nachzudenken, sondern einfach das Erste zu sagen, was ihm in die Seele flattert.

Dann stellte ich ihm folgende Frage: Was ist dir immer wichtiger gewesen im Leben: Anerkennung und intensiv leben oder einen Plan haben und die Dinge kontrollieren?

Ich weiß es nicht, sagte er. Du sollst es auch nicht so absolut sagen, sagte ich, nur 51 zu 49 – was mehr ist und was weniger. Und er sagte: intensiv leben und anerkannt werden.

Jetzt fragte ich: Was ist dir im Allgemeinen wichtiger in deinem Leben, Selbstentfaltung und erfolgreich sein oder Zugehörigkeit und menschliche Harmonie?

Das Zweite, sagte er gleich. Und weil er es so spontan sagte, fragte ich: 51 zu 49? Nee, sagte er, vielleicht eher so 70 zu 30 oder so. Das habe ich mir gedacht, sagte ich, denn ich kenne ja meinen Freund.

Machen Sie diesen kleinen Test, den Sie unten in Abbildung 28 finden, doch auch einmal – ganz spontan und ohne groß nachzudenken; stellen Sie sich die beiden Fragen nacheinander und denken Sie nur an die beiden Begriffe, zwischen denen Sie wählen sollen, nicht an alle 4 Begriffspaare zur gleichen Zeit.

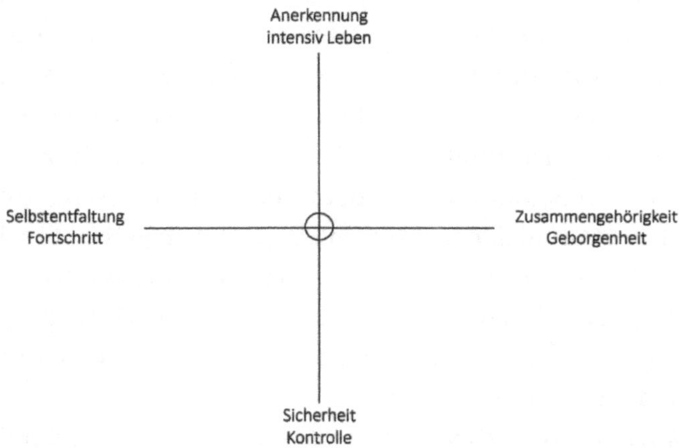

Abbildung 28: Der 51-zu-49-Test dient dem Erspüren unseres inneren Klangs.

Jetzt haben Sie sozusagen zwei Koordinaten Ihres inneren Klangs ermittelt. Sie können das Ergebnis in die Grafik oben eintragen, und dann spiegelt das Bild das, was Ihr Lebensgefühl ausmacht, also Ihren inneren Klang, ganz gut wider. Man kann diese Abbildung auch als Emotionsbilanz bezeichnen. Es geht dabei darum, was im Fundament unseres Denkgebäudes vorgeht – und das gar nicht so leicht zu benennen ist, weil immer alle vier Richtungen gegeneinander abgewogen werden müssen.

Wenn Sie wollen, dann denken Sie – oder spüren Sie lieber – etwas darüber nach, ob diese Emotionsbilanz mit Ihrem Gefühl von sich selbst, mit Ihnen und der Art, wie Sie *eigentlich* sind oder eigentlich im Inneren sein sollten, übereinstimmt. So ein Nachspüren ist manchmal ganz heilsam. Aber denken Sie bitte nicht an irgendeinen Karl-Heinz oder eine Liese, sondern spüren Sie einfach nur, was Sie tief im Inneren sind und was das Ergebnis dieses kleinen Tests mit Ihnen macht.

Bei unserem kleinen Test machen die meisten Menschen die Erfahrung, dass es gar nicht so einfach ist, sich sich selbst und der eigenen Emotionalität zu nähern, ohne gleich nachzudenken. Und wenn man nachdenkt, dann wird sehr schnell unklar, was man wirklich fühlt, denn dann wird ein Kontakt zwischen unserer Tiefenemotionalität, dem Fundament unseres Gedankengebäudes, und der Vernunftintelligenz, dem »Oberstübchen«, hergestellt. Wir entfernen uns also vom eigentlichen, in der Tiefe liegenden emotionalen Klang. Manch einer wird das genießen und sagen, ach, da muss ich eben nicht an diese ganze Emotionalität denken, umso besser.

Andere werden feststellen, dass sie an einem sensiblen Punkt berührt wurden. Wenn man dann ganz alleine zu Hause diesem Gefühl nachspürt, kann es sein, dass man die Sache nicht ganz optimal löst, denn unser Bewusstsein denkt dann ewig über die Dinge nach und versucht, ihnen einen Sinn zu geben, der sich »logisch« anfühlt. Das ist eine alte und für viele Dinge nützliche Eigenschaft unseres Oberstübchens.

Aber es gibt da ein Problem: Dieses Ich, dieses vernünftige und bewusste Denken, hat seine Stärken eben nicht in dem In-sich-selbst-Hineinblicken, sondern funktioniert vor allem für Dinge, die außerhalb unserer selbst liegen. Wenn eine Schraube am Auto klemmt, dann kriegen wir raus, warum. Wenn wir eine Bedienungsanleitung lesen, dann lösen wir ein Problem. Diese Stärke lässt sich damit erklären, dass dieser Teil unseres Gehirns nur mit bewussten Informationen umgehen kann – aber dazu müssen sie überhaupt erst auf dem Monitor des Bewusstseins erscheinen.

Das ist ein großes Problem des kleinen Reiters, der auf dem übergroßen Pferd des Unterbewusstseins reitet, also ein Problem des Ichs, der Vernunftintelligenz, unseres Oberstübchens.

Es hat allzu sehr das Verlangen, sich die Dinge »passend zu denken«. Erinnern wir uns noch einmal an das Bild vom inneren Klang, das wir aus den großen Gleichgewichten Holz–Metall und Feuer–Wasser gebildet haben. Keine der vier Herausbewegtheiten ließ sich in einem einzigen Begriff wiedergeben – und jetzt stellen wir uns vor, wir würden versuchen, den gesamten inneren Klang in Worte zu fassen. Die würden dann nur einen Bruchteil dieser fühlbaren Herausbewegtheiten erfassen. Und was man nicht in Begriffe fassen kann, das ist dem bewussten Nachdenken nicht zugänglich. Das Nachspüren ist also an diese Stelle dem Nachdenken sogar überlegen.

Dann gibt es da noch etwas: Unangenehme Emotionen wie Angst mussten in der Urzeit verdrängt werden, weil sie den Menschen lähmen und so zu seinem Untergang führen. Und so funktioniert bis heute unser Bewusstsein: Ungutes, also alles was die Kampfkraft und Verteidigungsbereitschaft des Menschen hemmen würde, wird einfach nicht an die Oberfläche gelassen.

Und wenn wir genauer hinschauen, dann liegt allen vier Wandlungsphasen – biologisch betrachtet – eine Bedrohung zugrunde, die wir bewältigen müssen: Die Kampfbereitschaft der Wandlungsphase Holz dient der Abwehr einer tödlichen Gefahr, die Bereitschaft zur gemeinsamen Jagd besteht, um dem Hungertod zu entgehen, das Anpassen am Abend dient der Abwehr der tödlichen Isolation, und die Eingliederung in die Gemeinschaft verhindert, dass man in der Nacht völlig ungeschützt und kampfunfähig ist.

Im Umkehrschluss bedeutet das natürlich, dass alle Emotionen unser Erinnerungsvermögen stark verändern. Ich will es noch einmal ganz deutlich sagen:

- Emotionen kontrollieren, woran wir uns erinnern; sie steuern das Bild auf dem Monitor unseres Bewusstseins.
- Emotionen sind es, die uns die Eindrücke und Erinnerungen vermitteln, die das logische Denken dann erst ordnet

und daraus die Grundlage aller unserer Schlussfolgerungen bildet.
- Emotionen sind es, die bestimmte Figuren auf dem Schachbrett unseres Denkens erlauben und andere verdecken.

Wenn man diesen großen Gedanken überspitzt formuliert, könnte man sagen: Emotionen kontrollieren das Gedächtnis, und schon deshalb ist unser Bewusstsein nicht in der Lage, die richtigen Schlussfolgerungen zu ziehen. Das ist ein altes Problem, das die Philosophie beschäftigt und auch in der Psychotherapie immer wieder auftaucht. Sogar unsere Erinnerungen werden so durch unsere Emotionen gefiltert.

Daraus, dass wir negative Emotionen nicht an die Oberfläche lassen, folgt nun, dass Symptome sehr wichtige Botschafter unseres Innenlebens sind, ja, sogar ein innerer Kompass. Denn jede Emotion ist durch die Leib-Seele-Kopplung auch mit einer körperlichen Funktion verbunden. Wenn nun eine der Richtungen unserer Wandlungsphasen besonders stark ausgeprägt wäre, könnten wir die mit ihr zusammenhängenden Emotionen vielleicht gar nicht ertragen und deshalb auch unser Problem nicht mehr ins Bewusstsein bekommen. Es gäbe dann aber immer noch die entsprechende Körperfunktion, die nicht im gleichen Maße verdrängt werden kann und die auf die Emotionen ganz automatisch reagiert. Das bedeutet wiederum, dass es zwar Emotionen gibt, die wir nicht wahrnehmen – *aber die von ihnen ausgelöste gestörte Körperfunktion nehmen wir wahr.*

Ein Symptom entsteht und hat zunächst dem Anschein nach nicht viel mit der Emotion zu tun. Aber dann wird es chronisch, weil die verdrängte Emotion im Unterbewusstsein verbleibt und die gestörte Körperfunktion damit immer weiter getriggert wird. Wie es auf einem der Schilder, die in dem kleinen Café neben unserem Institut verkauft werden, so richtig heißt: »Du musst

Dir Zeit für mich nehmen, sagte das Gefühl, sonst wird der Körper krank.« Ich habe dem nichts hinzuzufügen.

Wie aber nimmt man sich Zeit für seine Gefühle, um ebendieses Krankwerden zu verhindern? Die meisten von uns werden von Zeit zu Zeit einmal das Gefühl haben, sich von sich selbst entfernt zu haben. Daraus entsteht das Bedürfnis, sich zurückzuziehen und sich selbst wieder zu spüren, sich mit den Kompasskräften der Intuition auf eine innere Reise zur Selbstwahrnehmung führen zu lassen.

Für diese Entfremdung gibt es natürlich gute Gründe, wie die berufliche Rolle, die wir spielen müssen, die Kompromisse, die wir mit unseren Partnern und Partnerinnen eingehen, die schwierigen Verhältnisse zu Eltern oder Schwiegereltern, um nur einige zu nennen. Solche schwierigen Beziehungsgefüge und die menschlichen Verstrickungen, die dabei auftreten, hat es zu allen Zeiten gegeben. Wir nennen sie daher ja auch Urkonflikte. Sie verändern unsere Gefühle, und das bedeutet, dass diese über sehr lange Zeit nicht mehr unserem inneren Klang entsprechen. Wir entfernen uns von uns selbst.

In den Kommentaren zum alten chinesischen Weisheitsbuch, dem *I Ging*, heißt es in einem Abschnitt über die Seele: »Die innere Natur des Menschen ist eigentlich gut. Im Kontakt mit dem Weltlichen verliert sie ihre Unschuld.« Wir fangen an, uns zu verändern – was ja nicht in jedem Falle falsch ist, denn schließlich kann man daran auch innerlich wachsen –, aber aus diesem Kontakt mit dem Weltlichen, und dazu gehören auch Urkonflikte, kann eben auch eine innere Unstimmigkeit, in der Musik würde man sagen eine Dissonanz, ein Missklang, entstehen. Der ursprüngliche innere Klang, die eigene innere Natur, wird gestört, und daraus können sich infolge der Leib-Seele-Kopplung körperliche Symptome ergeben.

Wir wissen, dass alle Emotionen eine Folge der Leib-Seele-Kopplung sind und aus der Regulation des Körpers entstehen.

Damit unterliegen sie auch selbst der Regulation. Das bedeutet natürlich auch, dass die Ruhe in einem Kloster, bei der Gartenarbeit oder den Qigong-Übungen dazu führt, dass sich die Emotionen von selbst wieder ausgleichen können, weil sie reguliert werden. In der westlichen Medizin spricht man sogar von einer Autoregulation der Psyche – und das entspricht ganz der Lehre der Chinesischen Heilkunst. Denn die Wandlungsphasen sind der Inbegriff der Regulation, und mit ihnen wandeln sich auch die Emotionen und bewegen sich letztlich zum Sollwert hin. Der Wandel zum Sollwert hin kann nur von innen kommen und nicht durch Gespräche ersetzt werden.

Aber auch, wenn wir anfangen, nachzudenken und zu grübeln, können sich diese emotionalen Ausgleichsvorgänge nicht mehr ereignen. Das ist auch der Grund, warum man das Karusselldenken vermeiden soll – denn dabei tritt immer wieder das Unzufriedene, etwa die Zornesbereitschaft oder der Tiefenschmerz, in den Vordergrund.

Nun heißt das nicht, dass wir für alle Zeiten zu naiven Idioten werden sollen, damit wir unsere Selbstheilungskräfte in Gang setzen. Im Gegenteil: Erkenntnisse sind wichtig für die Selbstheilung, aber eben nicht das Grübeln, das in immer schnellerer Folge das Karussell der Gedanken anregt. So sagt Konfuzius ganz zu Recht: Die Güte der Gedanken liegt nicht in ihrer Schnelligkeit, sondern in ihrer Tiefe. Und das *I Ging* bezieht sich auf den Zustand der Mitte, den man z. B. während der Qigong-Übungen erreicht, und bezeichnet diese innere Haltung als Tiefenlage. Es sagt, wer aus dieser Tiefenlage heraus handele, mache keine Fehler. Mit anderen Worten: Bei ausgeglichener emotionaler Balance, also in der Metaposition, in und über den Dingen stehend, gibt es eine neue Erkenntnisquelle, die durch eine besondere Fähigkeit zum Nachspüren gekennzeichnet ist. Es ist die intuitive Intelligenz. Dabei gilt: Je ausgeglichener wir emotional sind, also je weniger emotionale Ausschläge wir haben oder noch einfacher gesagt, je weniger wir überhaupt emotional sind, desto eher können wir intuitiv sein.

Emotionalität und Intuition schließen sich eigentlich sogar aus. Das ist eine Überraschung für viele in einer Welt, die zum regelrechten Glauben an das Gefühl geführt hat. Und das ist auch richtig so, wenn man das Gefühl, verstanden als Emotionalität, von dem Gefühl, verstanden als Gespür, voneinander unterscheiden kann. Das betonte »Ausleben« der Emotionen führt uns nicht weiter, sondern kann das emotionale Ungleichgewicht sogar verschlechtern. Das feine, nicht benennende, keine Worte verwendende Nachspüren mit jenem »inneren Beobachter«, den wir manchmal auch als Achtsamkeit bezeichnen, das hingegen ist hilfreich.

Irgendwie hat man also manchmal das Bedürfnis, sich selbst und dieses Gefühl des inneren Zusammenhangs von Körper und Emotion wieder zu spüren. Wie aber kann das funktionieren?

Die Urkonflikte und der Froschkönig-Effekt

Bis jetzt hatten wir nur davon gesprochen, wie wichtig es ist, die Emotionen, die zu unseren Urbeziehungen gehören und die wir deshalb wie ein nicht auflösbares Dilemma empfinden, wahrzunehmen. Aber irgendwann müssen wir noch einen Schritt weitergehen. Das ist so wichtig, weil die ungelösten Beziehungsmuster zu unserem inneren Klang gehören, den wir wahrnehmen müssen, um ganz zu werden und Kraft zum Weitergehen zu finden.

Beamen wir uns dazu noch einmal in die Urzeit der Evolution zurück und machen uns klar, wie sich die Menschen verhalten. Das führt uns zu den Urverhaltensweisen, zu den Urbeziehungen und damit auch zu den Urkonflikten. Diese Urkonflikte sind es, die man häufig nicht so einfach loslassen kann, die uns wirklich tief in der Seele beschäftigen und die auch unsere Emotionalität fast unkontrolliert anregen und damit Symptome erzeugen, deren Ursache die nackte Emotion ist.

Woran kann man aber nun erkennen, dass diese alten und eingeborenen Verhaltensweisen mein Leben immer wieder beeinträchtigen? Die erste Möglichkeit besteht darin, zu sehen, ob man ein Problem »immer wieder hat«, also »immer wieder« den falschen Partner wählt, »immer wieder« gemobbt wird, »immer wieder« Probleme mit Chefs hat etc. Wir können die unzähligen Möglichkeiten, sich emotional in unserem Steinzeitgehirn zu verirren, hier gar nicht alle aufzählen. Aber man kann diese Reste alter Verhaltensweisen aus der Urzeit selber erfühlen und erahnen, zu welchem großen Thema unseres Urzeitgehirns wohl am ehesten der wunde Punkt gehören könnte.

Da gibt es zum einen Zugehörigkeitsprogramme und Zugehörigkeitsregeln: Die Menschen mussten in ihrer Geschichte lernen, dass man nur als Gruppe überleben kann, und haben deshalb immer ein großes Bedürfnis gehabt dazuzugehören: Zur Familie, in die man hineingeboren ist, zum Stamm etc. Das ist ein großes Geschenk, und ohne Zugehörigkeitsgefühl hat man immer ein großes Defizit im Leben, denn das Urzeitgehirn denkt, dass das eine lebensbedrohende Konstellation ist: Ohne Gruppe kein Überleben. Das schlägt sehr auf das Selbstwertgefühl, und wer glaubt, ganz alleine und ohne Freunde durchzukommen, der ist im Irrtum.

Unser evolutionäres Verhalten ist dabei erstaunlicherweise immer von zwei widersprüchlichen Verhaltensweisen geprägt. Einerseits wollen und müssen wir zusammengehören, aber gleichzeitig wollen und müssen wir auch in Konkurrenz innerhalb der Gruppe treten. Das ist unser Hierarchieprogramm: In der Urzeit bedeutete ein höherer Rang auch besseres Fressen und eine bessere Lebenserwartung. Auch Menschen bilden Hierarchien, ob sie nun sinnvoll sind oder nicht.

Aber der Konkurrenzgedanke der Menschheit geht noch weiter. Man braucht einen Platz für die eigene Entfaltung auf der Welt, und dieses Bedürfnis findet sich in unserem Territorialprogramm. In der Urzeit waren das die Territorien, die zur Jagd gehörten und von denen man lebte. Es war die Hütte, in der man den Winter überstand, und es war der Platz am Lagerfeuer. Territorialkonflikte sind überaus häufig im Leben und werden häufig bis zum bitteren Ende geführt.

Auch aus unserem Verteilungsprogramm entstehen häufig Konflikte. In der Urzeit gab es immer wieder Hungersnöte, und es wurde um den letzten Knochen für eine Suppe und die letzten Beeren gekämpft, wenn nicht mehr genug zu essen da war. Dieser Kampf um die knappen Güter selbst ist wiederum von der Hierarchie abhängig. Man kann sich leicht vorstellen, dass in einem Wolfsrudel die Alpha-Wölfe größere Stücke des Beute-Lamms bekommen. Und selbst Liebe ist ein knappes Gut: Man weiß, dass bei bestimmten Hungersnöten die Mütter manchmal entscheiden mussten, welches Kind den letzten Bissen Nahrung bekommt und damit noch überlebt, während die anderen Kinder qualvoll verhungern. Was für furchtbare Entscheidungen. Und dabei wird wohl nicht allein die Vernunft entschieden haben, sondern das Kind, das mehr von der Mutter geliebt wurde, hatte einen Überlebensvorteil. Ungleich empfundene Zuteilung von Liebe, das bringt Neid und manchmal tödliche Eifersucht mit sich. Man kennt das vom Geschwisterneid, bei dem man in einer liebevollen Gemeinschaft aufwachsen kann, und z. B. trotzdem schreckliche Erbstreitigkeiten entstehen.

Diese Urkonflikte sind also tief in uns verwurzelt, und sie zu lösen, ist ein weiterer wichtiger Schritt, um im Einklang mit sich selbst zu sein. Ich nenne das, was von dieser Lösung der Urkonflikte ausgeht, den Froschkönig-Effekt nach dem Märchen der Gebrüder Grimm, und ich glaube, dass in unseren alten Märchen häufig wichtige therapeutische Botschaften versteckt sind.

In dem Märchen geht es um eine Prinzessin, die von ihrem liebevollen Vater einen goldenen Ball erhält. Trotz seiner Warnungen geht sie zu nahe an den Brunnen, und es passiert, was passieren muss: Der Ball rutscht hinein, und nun scheint alles verloren. Unsere Prinzessin gerät in äußerste Aufregung und ist sogar bereit, dem Frosch zu versprechen, dass sie ihn küssen und mit ihm Tisch und Bett teilen wird. Das ist ja nun eine gewaltige Einlassung; im Grunde verkauft sie sich für diesen goldenen Ball.

Darin liegt sicher ein Bild für die Verstrickungen und die Verwirrungen in unser aller Leben, die dazu führen, dass wir gegen das eigene Gemüt Einlassungen machen und Lebenskompromisse schließen, die eigentlich für uns schwer erträglich sind. Aber die Prinzessin denkt sich, sie werde schon darum herumkommen, das Versprechen halten zu müssen.

Der König aber ist ein wahrer König und sagt zu ihr: »Wenn du wirklich eine Prinzessin sein willst, dann musst du auch dein Wort halten.« Jetzt steht sie vor einer echten Aufgabe, denn sie hat sich um des goldenen Balles willen von sich selbst entfernt und soll diesen Frosch küssen und mit ihm leben. Sie wirft ihn gegen die Wand und tut alles, um ihn loszuwerden. Aber der Frosch geht nicht weg und fordert die Einlösung des Versprechens. Irgendwann nimmt sie ihr Versprechen an, gibt ihm einen Kuss und – Zauberei! – er verwandelt sich in einen wunderschönen Königssohn, also etwas sehr Erstrebenswertes, glücklich Machendes und Wertvolles. Sie heiraten, und beide leben glücklich bis an das Ende ihrer Tage.

In dieser Geschichte steckt für mich eine Weisheit, die so wunderbar ist, dass man sie selbst erlebt haben muss, um sie wirklich zu verstehen. Es geht dabei darum, dass, wenn man etwas annimmt – wenn auch am Anfang zögerlich und vorsichtig –, wirklich annimmt, dass es sich dann verwandelt.

Das ist nicht nur bei Fröschen so, sondern auch bei unseren Emotionen. Denn sie gehen entsprechend den Wandlungsphasen, deren Gesetze auch für die Emotionen gelten, ineinander über. Dabei werden aber nicht Gedanken, sondern Gefühle reguliert – es muss daher ein Spürvorgang sein, kein Nachdenken. Eine Emotion, die man kennenlernt und annimmt, verändert sich wie von selbst, und aus etwas Störendem, Verletzendem entwickelt sich etwas Neues und Wunderbares. Dadurch verändert sich unser ganzer innerer Klang zum Guten.

Dabei geht es nicht darum, dass man sich abfindet – im Sinne von: ich mache mir nichts mehr daraus, dass mich die Umstände anekeln –, sondern um das wirkliche Annehmen und danach Handeln. Man muss dabei versuchen, so unvoreingenommen wie möglich zu sein und die Dinge wie ein innerer neutraler Beobachter zu sehen, so wie beim 51-zu-49-Test, ohne Überlegen und ohne Benennung, aus einer Position des Über-den-Dingen-Stehens, der »Metaposition«, heraus. Dieser Froschkönig-Effekt ist aus meiner Sicht fast immer der erste wirkliche und entscheidende Schritt, mit dem, wie Konfuzius sagt, die Reise von 1000 Meilen beginnt.

Die Reise in das eigene Ich, in das Innere der Seele, beginnt also mit dem Anerkennen dessen, was ist. Indem man erkennt, wohin die eigene Grundausrichtung sich verschoben hat, setzt automatisch das Gesetz der Balance, also der Harmonisierung und Regulation ein, das bei allen körperlichen und seelischen Bewegungen gilt.

Zu Ende gedacht heißt das: Unser vielbeschworener Geist, das Ich, die Vernunftintelligenz, kann nur Dinge verarbeiten, die im Bewusstsein erscheinen – und dorthin gelangt nur, was die Emotionen zulassen. Wenn man das genau bedenkt, bedeutet das auch, dass vernünftiges Denken nur bei ausgeglichenen Emotionen einigermaßen möglich ist. Deswegen sollte man sich und seinem Geist immer mal wieder Ruhe gönnen, sich aus Bindungen herausnehmen – denn sie sind eine wichtige Quelle für die Auslösung starker Emotionen – und generell äußere Reize reduzieren. Dazu muss man nicht unbedingt ins Kloster gehen und meditieren – oft reichen schon das Ausschalten des Handys, langes Schweigen, Gartenarbeit und eine weitgehend konfliktarme Umgebung. Denn keine Emotionen auszulösen, heißt, besser denken und erkennen können.

In Asien ist diese Tendenz noch viel weiter verbreitet. Dort denkt man seit Jahrtausenden, dass es ohne bestimmte Übungen, nennen wir sie einmal chinesische Gesundheitsübungen, nicht gelingt, wirkliche Erkenntnisse zu erlangen. In unserem Institut haben wir deshalb 23 dieser Übungsstile untersucht. Eines dieser Übungssysteme hat sich dabei als besonders wirksam erwiesen, das System der weißen Kugel – Sie finden einen Link zu dem entsprechenden Video im Anhang.

Mit diesen jahrtausendealten Übungen kann man das *qi* fühlen. Es kann als Strömungsgefühl zwischen den Händen oder bei der Akupunktur als Druck-, Zug- oder Fließgefühl entlang der Leitbahnen wahrgenommen werden. Wir haben mithilfe von Infrarotkameras gemessen, welche Veränderungen in den Armen auftreten, wenn die Patienten angeben, das *qi* dort zu fühlen. Und siehe da: Die Kapillaren in den kleinsten Gefäßbetten der Haut öffnen sich, und Blut strömt an den Stellen ein, wo das *qi*-Gefühl auftritt.

Wenn man Qigong-Übungen praktiziert, so führen einen diese tatsächlich in einen Zustand des Nichtdenkens hinein, und das ist sehr bemerkenswert und wichtig. Denn wenn es stimmt, dass – wie Hesse es in seinem Gedicht »Stufen« formuliert – jedem Anfang ein Zauber innewohnt, der uns beschützt und der uns hilft zu leben, dann ist das vorübergehende Aufhören mit dem Denken besonders wichtig. Denn wo man nicht aufhört, kann man nicht anfangen. Und anfangen, das bedeutet, die Welt nach den Übungen ein ganz klein bisschen anders zu sehen, ein ganz klein bisschen weniger emotionalisiert, ein ganz klein bisschen weniger ungesund, wenn Sie so möchten. Daher spricht man auch davon, dass die Erkenntnisfähigkeit durch die *qi*-Übungen zunimmt.

Heilung als Weg – über das Symptom zur emotionalen Balance und zum Wiederfinden des Lebensweges

Erinnern wir uns zum Abschluss dieses ersten Buchteils noch einmal an den Fall von Franziska, den wir ganz am Anfang kennengelernt haben. Da ging es nicht einfach um irgendeine leichte Erkrankung, sondern eine, die schwer zu heilen ist, da sie eine tiefe Störung des Systemzustandes des Menschen anzeigt und daher auch einen umfassenden Heilungsansatz benötigt. Wichtig ist: Bei Brustkrebs verlässt man sich natürlich nicht auf ein paar Akupunkturnadeln und eine Philosophie vom Menschen, sondern verbindet dies alles mit naturwissenschaftlicher Medizin – was ja ganz generell unser Ansatz ist. Denn nur so kann ich den Erwartungen an Wirksamkeit, aber auch an Sicherheit wirklich gerecht werden. Das muss ich an dieser Stelle noch einmal sagen.

Wir haben Franziska mit der Chinesischen Medizin dabei geholfen, die Chemotherapie besser als erwartet durchzustehen, und konnten helfen, ihre Übelkeit, ihren Mangel an weißen Blutkörperchen und die beginnenden Nervenschädigungen zu beherrschen.

Aber in Franziskas Wahrnehmung war die entscheidende Hilfe, dass sie das Gefühl für den ursprünglichen Lebenssinn wiederfinden und weiterentwickeln konnte. Natürlich hatte Franziska schon lange Zeit vorher irgendwie gespürt, dass etwas nicht in Ordnung ist. Aber das war lediglich ein unaussprechliches inneres Drängen, das sich nicht in Worte fassen ließ. Wenn wir aber die Symptome lesen, den Tiefenschmerz erkennen, und ihr die Ohnmacht nehmen können, in der man gerade als Krebspatient sein kann, dann ist das ein großer Fortschritt.

Wir haben also nicht nur das Immunsystem gestärkt, sondern ihr auch *qi*-Übungen gegen die Angst gezeigt – und ganz allmählich hat sich ihre emotionale Balance wieder eingestellt, und sie konnte sich intuitiv wieder fühlen, wusste, wohin sie gehen will und was sich verändern muss.

Das ist – neben der Heilung der körperlichen Symptome und der Wiederherstellung des emotionalen Gleichgewichts – die dritte Dimension der Heilung und auch die dritte Dimension unserer Kreisbewegung, die als Kreis, als Sinuskurve und als Spirale darstellbar ist. Die Chinesische Medizin hat deshalb für mich so eine tiefe Bedeutung bekommen, weil ich jeden Tag erleben darf, wie sich dieses kleine Wunder in den Menschen vollzieht und wie wir als Ärzte und Therapeuten eigentlich »nichts« tun – und der Mensch am Ende wieder er oder sie selbst wird.

Das kann in einem tieferen Sinne als eine tatsächliche *Selbst-Verwirklichung* angesehen werden: Das Potenzial der psychischen Autoregulation, der Körperintelligenz und natürlich der unserer Patientin eigenen Intuition, dem eingeborenen Wissen von sich selbst und dem Weg ihres Lebens wird so freigesetzt.

Aber: Nicht jede Erkrankung bedarf der vollständigen Korrektur des Lebensweges, nicht jede Unzufriedenheit verlangt gleich nach einem Jobwechsel oder gar einer Scheidung. Es sind eben nicht die Dinge, die uns krank machen, sondern wir machen uns durch die Dinge krank. Indem wir den Weg der inneren Stimmigkeit wählen, der inneren Kongruenz, wie wir das in der Psychotherapie der Chinesischen Medizin nennen, kommen wir wieder mit uns selbst in Einklang, und zwar im genau richtigen und erforderlichen Maß. Ganz undramatisch, ganz ohne Hokuspokus und ganz normal und menschlich.

TEIL II:

Vom Befinden über den Befund zum Heilen in der Praxis

Krankheitsbilder: 10 Patientinnen und Patienten und ihre Geschichten

Bevor wir nun zu den Behandlungsfällen kommen, anhand derer Sie sich ein Bild von unserem praktischen Vorgehen machen können, lade ich Sie zu einem Rundgang durch unser Institut ein.

Es befindet sich in einer schönen alten Villa mit Turm in einem beschaulichen Viertel in Heidelberg, zwischen den Weinbergen von Rohrbach und der Altstadt. Wenn man von dort kommt, kann man sie leicht an diesem Turm mit seinem spitzen Dach erkennen, aber auch an den Maulbeerbäumen, die das Haus von der Straße ein wenig abschirmen.

Ebenso wie Menschen in der Chinesischen Medizin ihren eigenen inneren Klang haben, gibt es auch eine Lehre vom Klang eines Raumes, dem Gefühl, das man in bestimmten Räumen hat, vom Einfluss der Ausrichtung, der inneren Landschaft der Räume und der symbolischen Bedeutung der Möbel und Pflanzen um und in dem Haus. Man nennt das *Feng shui*, die Lehre von Wasser und Wind.

Viele unserer Patienten sagen spontan, dass man das in diesem Haus spürt, und das Gefühl hatte ich auch von Anfang an, schon bei der ersten Besichtigung. Es passt irgendwie zu uns, und ich habe es damals für unsere Sache gekauft, umbauen und nach dieser Lehre einrichten lassen. So hat zum Beispiel keines unserer Zimmer eine Nummer – ebenso wenig wie unsere Patienten –, und jedes hat einen eigenen Charakter, harmoniert aber mit den anderen.

Das Turmzimmer im Erdgeschoss der Villa kennen Sie ja schon. Dort ist dann noch das Musikzimmer mit den Instrumenten untergebracht, das Balkonzimmer, von dem man in den Odenwald und auf die Maulbeerbäume mit ihren heilenden Früchten und Ästchen blickt, sowie das Kabinett für seltene Eilfälle. Und es gibt dort noch das Sternchenzimmer. In diesem halten wir gemeinschaftliche Termine ab, bei denen meine Kollegen und ich gemeinsam auf die Patienten und nach deren individuellen Fortschritten schauen. Weil wir diese Treffen turnusmäßig mit einem Sternchen in den jeweiligen Kalendern eintragen, haben wir das Zimmer so getauft.

Auf der gleichen Ebene gibt es noch ein Labor, ein Zimmer für die Hyperthermiebehandlung bei Krebs, Prostataleiden und Schmerzen – ich werde in Fall 6 genauer erklären, was bei dieser Therapie geschieht – und ein »Zuhörzimmer«, denn manchmal braucht man ja einen Perspektivenwechsel und das auch sprachlich.

Auch die Medizinrichtungen Koreas, Tibets, Japans und Indonesiens werden mit eigenen Zimmernamen geehrt und gewürdigt, und im Obergeschoss befinden sich noch das indische, das arabische sowie das persische Zimmer und ein Raum für bestimmte Behandlungen wie etwa Anwendungen aus der Medizin der heiligen Hildegard von Bingen und bestimmte Testverfahren. Wir machen mit diesen Namen deutlich, dass es viele Behandlungsformen gibt, die wir entsprechend der funktionellen Diagnose, die wir aus der Chinesischen Medizin kennen, individuell kombinieren.

Eine eigene Abteilung für die Übungsbehandlung und die Therapie mit den Händen hat einen direkten Zugang zu einem großen Innenhof mit Olivenbäumen, Feigen, wildem Wein, immergrünen Magnolien, einem Zitronenbaum und anderen mediterranen Pflanzen. Auch vom Therapiezentrum und von den Unterrichtsräumen der Heidelberg School of Chinese Medicine aus schaut man in diesen Innenhof, in dem wir auch Fortbildungen zur Chinesischen Medizin, z. B. zu Zungendiagnose und Qigong, abhalten.

Vervollständigt wird unsere Einrichtung durch eine umfangreiche Bibliothek für Chinesische Medizin. Der Grundstock ist die private Bibliothek meines Lehrers Prof. Porkert, nach seinen Worten die umfangreichste für das Fach der Chinesischen Medizin im Westen.

Alle Räume in der Villa sind hoch und hell sowie mit alten chinesischen Truhen und antiken Schränken aus meiner zweiten Heimat in der Provence, dunkelroten Kissen und vielen gesunden Pflanzen ausgestattet. Zudem hängen Abbildungen an den Wänden, damit sich unsere Patientinnen und Patienten informieren können, wie die Chinesische Medizin in unserem Hause funktioniert.

Direkt neben unserem Institut liegen die gut sortierte Magnolien-Apotheke und das »Rohrbacher Genussreich«, in dem unsere Gäste und Patienten auf der Außenterrasse bewirtet werden.

Was wäre aber die Medizin in wunderbaren Räumen ohne ihre Ärzte und Therapeuten? Sie sind das Rückgrat unseres Teams – fachlich wie menschlich. Wir richten uns in unserem Handeln immer am Wohl unserer Patienten aus, und unser Ziel dabei ist es, den Menschen ehrlich und authentisch gegenüberzutreten – ich hatte ja bereits erklärt, dass eine Begegnung auf Augenhöhe ein wichtiger Faktor für den Erfolg jeder Medizin ist. Der erste Grundsatz unserer Therapie heißt deshalb *Authentizität*, das Echt- und Ehrlichsein im Umgang miteinander. Sie werden diesen Ansatz auch in den Gesprächsprotokollen bemerken: Wir sprechen »ganz normal« mit den Menschen, ohne Brimborium, Dünkel und Fachchinesisch.

Die Menschen in Abhängigkeiten hinein zu lenken, lehnen wir vollständig ab. Der zweite Grundsatz ist daher das Herstellen von *Freiwilligkeit*, also einer Atmosphäre, in der niemand »moralisch« zu etwas gezwungen wird. Wir drängen den Menschen unsere Medizin und unsere Methoden nicht auf, sondern informieren sachlich und ohne Vorhaltungen über die Möglichkeiten der Ergänzung zur konventionellen Medizin.

Wir wahren die *Autonomie* der Patienten, wo immer es uns möglich ist (dritter Grundsatz) – und dazu zählt auch unsere eigene, eine Voraussetzung für das Echtsein, das wir schon angesprochen haben.

Jetzt haben wir über die ethischen Grundsätze gesprochen, aber noch nicht über unsere Ärzte und Therapeuten, denn dieses Team erfahrener, herzlicher und stets bemühter Behandler können wir auf keinen Fall unerwähnt lassen. Wir sind ein Team von eng kooperierenden Ärztinnen und Ärzten verschiedener Fachrichtungen. Alle müssen ein mindestens 5-jähriges Studium der Chinesischen Medizin absolvieren und sich dann fortlaufend qualifiziert weiterbilden. Auch unsere medizinischen Fachangestellten haben den vollen Zugang zu unseren Fortbildungen, werden regelmäßig und intensiv weitergebildet und auch geprüft, denn alle im Team sollen und müssen sich fachlich und auch persönlich weiterentwickeln.

Im Zentrum unseres Arbeitens steht, das hatten wir schon besprochen, die Diagnosestellung. Wir kombinieren dabei verschiedenste Methoden und verfügen deshalb über ein breites Spektrum an Laboruntersuchungen aus der westlich-naturwissenschaftlichen Medizin, das wir intensiv nutzen. Wir benutzen also ganz selbstverständlich auch Ultraschallgeräte, Lungenfunktionsprüfung, EKG und Langzeit-EKG, Blutdruck- und Langzeitblutdruckmessungen sowie Blut-, Urin- und Stuhlanalysen, die uns bei Diagnose und Therapie absichern.

Wegen unseres Schwerpunkts in der vegetativen Therapie haben wir auch bestimmte, weniger verbreitete Methoden zu unserer Verfügung, etwa zur Feststellung des Gleichgewichtes der Nervenfunktionen, des Zustandes der Nasenschleimhäute und zur Verträglichkeit von Nahrungs- und Arzneimitteln und weitere mehr.

Übrigens: In den allermeisten unserer Behandlungszimmer steht kein Computer, denn er führt häufig dazu, dass wir Ärzte uns nicht mehr voll und ganz auf die Patienten konzentrieren, und das wäre in unserer Medizin unverzeihlich. Wir haben bemerkt, dass da, wo ein Monitor ist, eine hypnoseähnliche Wirkung einsetzt: Alle schauen dann wie gebannt auf die Mattscheibe, und der Mensch, der vor einem sitzt, wird schnell zur Nebensache.

Natürlich kommen auch die klassischen chinesischen Untersuchungsmethoden zum Einsatz. Ein paar davon, etwa die Zungen- und die Pulsdiagnose, werden Sie in den folgenden Fällen noch näher kennenlernen. Neben dem Erkennen der Körpersprache, der Haltung, des Stimmklangs, der Zeichen im Gesicht und der anderen Funktionszeichen sichern sie unsere Diagnosestellung ab.

Im Laufe eines Tages gehe ich von einem Zimmer zum nächsten – und ich trage dabei keinen weißen Kittel. Ich finde, dass diese Kittel unpersönlich und sogar angsteinflößend wirken. Ich trage stattdessen Kleidung, die symbolisch ebenfalls das Beste aus zwei Welten vereint, meist einen chinesischen Janker und eine dunkle Hose.

Viele der Patienten kenne ich schon lange, aber es kommen auch immer wieder neue hinzu, die ich erst kennenlernen muss. Dabei ist die erste Begegnung besonders wichtig, und man muss sich innerlich darauf vorbereiten, dann ganz unvoreingenommen, vollständig offen und, soweit möglich, emotional ausgeglichen sein, um Zugang zur eigenen Intuition zu haben. Dann erkennt man die Persönlichkeitstypen mit etwas Übung von ganz alleine – und ob nun ein kardialer Künstler oder ein sensitiver, pulmonaler Sozialarbeiter vor mir steht, ist sehr wichtig für mich, denn die Diagnose beginnt ja immer bei der Konstitution des Patienten. Erst dann kann ich die individuelle Reaktion auf den Krankheitsauslöser (ob emotional oder körperlich) besser verstehen und den Funktionskreis, das Grundmuster, erkennen.

Folgen Sie mir nun in meine Praxis! Hier können Sie miterleben, wie ich mit den Patienten spreche und sie behandele.

Ich denke, man versteht die scheinbar komplizierte Medizin aus zwei Welten in der Anschauung am besten.

Die Behandlungsfälle, die Sie im Folgenden lesen können, sind authentisch und haben sich in unseren Räumlichkeiten ereignet. Sie wurden mit Einverständnis der Patienten größtenteils wortwörtlich aufgeschrieben – natürlich haben wir sie aber leicht verändert und damit zum Schutz der Menschen anonymisiert. Da ich glaube, dass das Zwischenmenschliche, der Ton, die Kommunikation und die menschliche Begegnung beim Behandeln eine ungemein große Rolle spielen, haben wir die Gespräche in all ihrer Ausführlichkeit und mit den manchmal überraschenden Abschweifungen gelassen.

1. Die werdende Mutter

Eine schwangere Patientin sitzt im Ledersessel im Turmzimmer. Man kennt sich schon, denn die jetzt fast 30-jährige Frau war als Kind schon hier in Behandlung. Sie ging zum Studium nach Amerika, will das Kind aber lieber zu Hause in Deutschland bei ihren Eltern zur Welt bringen.

Sie hatte sich tags zuvor bereits bei mir vorgestellt, weil der Geburtstermin, den die Gynäkologin errechnet hatte, schon verstrichen war. Es ging um die Frage, ob man die Geburt mit dem Tropf einleiten soll, auch ein Kaiserschnitt wurde erwogen.

Die junge Frau ist verunsichert, und da sie in Amerika schon von der Akupunktur für die Geburtsvorbereitung gehört hatte, kam sie in unser Institut. Am Vorstellungstag waren einige Untersuchungen, unter anderem eine Akupunktur, die nur die Bereitschaft zur Geburt herstellen sollte, durchgeführt worden, und ich hatte Gelegenheit, mit der Gynäkologin zu sprechen, denn die Kommunikation unter den Ärzten ist sehr wichtig und schafft in solchen Momenten Sicherheit und Vertrauen.

Da die Wehen nicht richtig einsetzen wollen, kommt sie nun zum zweiten Mal.

Arzt: Guten Tag. Und, wie ist heute das werte Befinden?

Patientin: Ich hatte schon Wehen.

Arzt: Ja, das fängt jetzt langsam an. Wir wollten die Wehen ja sanft einleiten. Mit Betonung auf »sanft« und nicht auf »einleiten«. Der errechnete Termin der Geburt ist ja schon gewesen – es gibt da übrigens eine ärztliche Grundregel, die besagt: Das Kind kommt ganz bestimmt – aber nie am errechneten Tag. Meist eine Woche davor oder eine Woche danach. Also alles normal.

Patientin: Okay.

Arzt: Die Gynäkologin hat aber gesagt, das Kind könnte zu groß werden. Ich sehe aber im Moment aufgrund der Voruntersuchungen und Ergebnisse nicht, dass das ein echtes Hindernis bei der Geburt darstellt. Das Kind soll, so lange es geht, den besten Inkubator der Welt bekommen, und das ist dein Bauch. Da lassen wir es jetzt erst mal – und dann lassen wir die guten Dinge passieren. Deshalb sagt man ja auch: Man ist froher Hoffnung.

Jetzt machen wir die nächste Phase dieser kleinen Einleitung. So lange es eine Wehentätigkeit gibt, sind wir zufrieden. Der Körper übt, das Baby geht in die richtige Position. Das ist die Funktion dieser ersten Wehen, dass das Baby besser flutscht. Legt euch zwei *(ich deute auf die Mutter und das Baby im Bauch, die Patientin lächelt zum ersten Mal)* mal auf die Behandlungsliege. Jetzt muss ich abtasten, wo der Kamerad liegt. Liegt super! Hier oben! Das ist schon die Startposition, sehr schön. Jetzt taste ich die entsprechenden Leitbahnen ab. Die sind für die natürliche und gute Geburt wichtig.

Ich streiche mit dem Fingerrücken über den Bauch und achte dabei auf die Temperatur und Farbe der Haut sowie etwaige empfindliche Hautpunkte. Wir wissen: Die Leitbahnen und Steuerungspunkte auf der Haut reagieren auf die Funktionen im Inneren des Körpers, und man kann deshalb den Zustand des Körpers an der Haut und ihren Reaktionen ablesen.

Arzt: Jetzt sieht man hier einen kleinen weißen Streifen zwischen Nabel und Schambein. Ich streiche darüber, und man sieht, er wird rot. Das ist schon mal gut, denn dass er rot wird, zeigt an, dass diese Leitbahn